CARE
Good Care ,
Good Living

CARE
Good Care ,
Good Living

CARE
Good Care ,
Good Living

care 58
中醫師看診失智症

作者：林舜穀

插畫：小瓶仔

責任編輯：劉鈴慧

美術設計：張士勇

校對：陳佩伶

出版者：大塊文化出版股份有限公司

　　　　台北市10550南京東路四段25號11樓

　　　　www.locuspublishing.com

讀者服務專線：0800-006689 TEL：(02) 87123898　FAX：(02) 87123897

郵撥帳號：18955675　戶名：大塊文化出版股份有限公司

法律顧問：董安丹律師 顧慕堯律師

總經銷：大和書報圖書股份有限公司

地址：新北市五股工業區五工五路2號

TEL：(02) 89902588 (代表號)　FAX：(02) 22901658

製版：瑞豐實業股份有限公司

初版一刷：2018年6月

定價：新台幣420元

ISBN：978-986-213-892-2

Printed in Taiwan

中醫師看診失智症

林舜穀 著

目錄

序

第一章
中醫，給失智症的治療多一種選擇………23

第二章
依照病程不同的中醫治療對策………45

序

對失智症治療的多一種選擇

賴榮年／中國醫藥大學中醫學院教授

失智症（Dementia）不單是疾病，而是一群症狀的組合（症候群），包括記憶力的減退、影響語言能力、空間感、計算力、判斷力、抽象思考能力、注意力等方面的功能退化；同時出現個性改變、妄想或幻覺等，影響人際關係與工作能力的症狀。

依據 2017 年國際失智症協會資料，平均每 3 秒就有一人罹患失智症，2017 年全球失智症人口近 5 千萬人，到了 2050 年，人數將高達 1 億 3150 萬人；台灣 80 歲以上的老人則每 5 人即有 1 位失智者，這些驚人數字的背後都代表著大量的醫療需求以及照顧人力，所以這不單只是一個家庭成員的生病而

已，已經是一個社會以及國家的問題。

　　目前失智症還沒有很有效的治療，或許能稍微延緩失智的速度，但是同時服用的諸多藥物也有不少的副作用，照顧者及家屬，往往抱持著半信半疑的態度，找中醫協助治療相關症狀，雖然中醫是視人體為一小宇宙的「全人療法」，也累積了千年治療人類的中醫醫學，但是在失智症專科的治療上，的確還是在剛起步的階段。

　　古老的中醫學，總令人覺得戴著一層好奇及神秘的面紗，中醫師們研讀的千年古籍，及歷代名醫對各種疾病治療及成效著作，隨著中醫師的資質各有所不同，而發展出不同的見解及療法。我從事中醫教學凡三十年，認識舜穀也已十年了，我與他曾共事過一年，印象非常深刻的是他的認真、踏實、毅力都是一流的。

　　舜穀除了熟讀「古典」中醫學的理論及機理，

尤其難得的是發表研究論文的速度，又快又好，並於書中寫出了他仔細觀察的創新的見解，這一定是別本書所讀不到的。讀者在研讀之後，真的能從中發現自已或周遭至親好友潛在的失智症問題，進而及時改善或治療。書中林醫師舉了不同時期的不同中醫治療方法，使得讀者也可以懂得怎麼分類，並且在家就可以提供合適的飲食調養。

尤其是書中，舜穀積累臨床細微觀察的論述，正是新時代中醫師闡述古典中醫學的典範，而更難能可貴的是忙碌的林醫師，已經是治療失智症很有心得的臨床醫師，還撥出寶貴時間毫不保留的將心領神會體悟，寫成本書，嘉惠更多的病患。

舜穀是一位優秀的醫師科學家，他的研究發現幫助失智症睡眠的安眠藥，會增加失智症病人得到肺炎的風險；而如果用中藥來治療失智症，就可以明顯的預防失智症病人得到肺炎。他也發現，使用

中醫療法的失智症病患，可以明顯的減少失智症病患因為身體機能的老化，而需要放鼻胃管、導尿管、呼吸道插管的風險。隨著服用中藥劑量的增加，而更明顯的下降各種需要依賴置入身體管子的風險，舜穀真的是一位非常具有科學精神的中醫師。

　　我很榮幸能為他這本嘔心瀝血的大作作序推薦，也很高興能讓更多有失智症的患者或家屬，在拜讀此書後，能對失智症的治療多一種選擇！

醫者，醫身也醫心

李郁琳／中醫失智照護專員
前佳家人際智能開發心理治療所執行長

　　美國精神醫學學會於 2013 年出版精神疾病診斷
與統計手冊第五版《The Diagnostic and Statistical
Manual of Mental Disorders , DSM-5》，將「失智症」
名稱更名為「認知障礙症」。這項變革除了希望將失
智症去污名化，更希望喚起社會大眾對此疾病的認
識與重視。

　　但或許是習慣使然，也或許是更名後的名稱較
為拗口，在媒體傳遞資訊或對大眾進行宣導時，其
實，多數仍沿用「失智症」作為溝通或理解的方式。
其實，不管是「認知障礙症」或是「失智症」，我們
在面對患者及其家屬時，最重要的是保持對「人」

的尊重，給予理解及同理。

　　這幾年，全球失智症人口急遽成長的現象，以及國內長照制度的推行，社會大眾普遍對此疾病有了較多的了解與警覺，這是一個非常好的開始。坊間也陸陸續續出版了許多和該疾病相關的醫學書籍，甚至是患者自己現身說法的翻譯書籍，這些都是希望讓患者及主要照顧者能在早期就對疾病有所認識，並對疾病中、後期可能會面對的更多精神與行為症狀有所理解，減少因為不了解病況症狀帶來的驚慌失措。

　　我在醫院服務時，接觸到許多失智症患者及家屬，有不少病患除了在西醫就診外，家屬也希望能尋求「中西合併」的治療方式，讓他們覺得多了一種選擇，彷彿也多了安心感。和家屬們討論患者的病況時，常常發現他們有許多擔心，對服用藥物是否會產生副作用的擔心、對當下和未來病況的憂

心、對照護的無力與灰心等等，這些照護過程中累積的許多壓力與無奈，往往壓得他們喘不過氣。

而家屬們提出的諸多問題，在我第一次看到這本書的書稿時，我覺得我找到了可以和他們討論的切入點。這不光是一本寫給社會大眾的知識性書籍，對於患者及其家屬也能有很大的幫助，是一本很實用的工具書。也因為作者是中醫師，書中當然會有中醫的治療理論與觀點，包括中醫如何以臨床症狀區分失智症，並提供治療；或是以人的體質類型，針對精神或行為症狀提出治療方劑。作者也在書中引經據典的提出了許多過去學者專家的研究結果，並做出分析與歸納，相當謹慎。

最讓我感到驚喜的是，作者以臨床執業多年的觀察與經驗，教導家屬如何面對失智家人，與之互動的訣竅，包括在家也能做的簡易穴道按摩、物理環境的調整與轉換、飲食的調養等，藉以減輕患者

的情緒或行為症狀。

　　此外，依照四時節氣，作者提醒家屬在不同季節或時期，患者可能會有的狀況及照顧方式，相當鉅細靡遺，如「寒冬防失溫、夏季防中暑、春天易睏倦、秋天皮膚乾癢」等內文；讀者朋友們可在作者的臨床觀察中，體會到一位醫者的細心與專業。

　　然而「醫者，醫身、醫心」，一位好醫師，不能只醫患者，如果可以，家屬的心理狀態也要照顧到。作者身為中醫師，除了幫患者做治療、開處方外，適時地傾聽與同理，也兼顧了家屬的心理層面。家屬於照護過程中因為壓力可能會有的失眠、情緒起伏甚至是無力感及執念，除了用中醫的方劑來調理，作者同樣也傾聽、並適時提供社會資源來協助他們。有時，對家屬來說，「有人傾聽，就是一種最大的安慰。」

　　如何擴大這個同溫層，讓患者、家屬在疲累、

無助時都有各自的歸屬與支援系統，這就需要社福資源或民間單位介入，例如，網路上的社群常能連結到家屬支持團體，醫院也能轉介合適單位給失智症患者參與課程，希望能延緩退化的速度，這些都是很好的方式。

誠摯推薦這本書，希望有更多人跟我一樣因書中的內容而受惠。

獻給所有失智症的患者
家屬和第一線照護人員

林舜穀／自序

　　臺灣失智症病患已經超過二十六萬人，再加上照護人力和家屬，超過一百萬人直接受到失智症的影響。可惜的是即使花費數十億美元的研究經費，目前並沒有找到可以治癒失智症的藥物。幸好雖然失智症無法治癒，但已經有許多研究表明，中西醫聯合治療還是能幫上忙，包括維持記憶力、專注力、思考能力等認知功能，以及減少焦慮、幻覺、妄想等精神症狀，中醫都有不錯的治療對策，而且已經被大規模實驗所證實。

　　失智症照護是個漫長的過程，本書獻給所有失智症的患者、家屬和第一線照護人員，介紹實證有

效的治療方式，以及在家就可以自己做到的保健方
法，讓患者可以活得更好，也讓家屬做好準備去面
對照護之路上的各種困難。

　　失智症並不可怕，可怕的是對於失智症的無
知，以及面對各種症狀紛至沓來的無力感。特別是
當失智症進入中期之後，家屬會漸漸觀察到患者變
得不一樣，除了記憶力與生活能力衰退之外，還會
出現各種古怪的狀況，有的人會變得疑神疑鬼，懷
疑家人偷拿他的錢，甚至會看到不存在的人在家中
走來走去；有的人會變得非常憂鬱，什麼事都不想
做，整天只想躺在床上不願起來；有的人則會變得
非常焦躁，甚至會出手打罵家人。

　　這些症狀往往讓家人非常困擾，甚至覺得親人
好像變成另一個人，或是被惡鬼附身一樣。其實這
些症狀也是腦部退化造成，稱為失智症的精神與行
為症狀。幾乎所有的失智患者都會出現不同程度的

症狀，包含有妄想、幻覺、焦慮、憂鬱、激動、睡眠障礙等等。但幾乎沒有患者會出現全部的症狀，有許多的症狀家屬可能沒有聽過，例如有的病人晚上會起來走來走去、穿衣服或是漫無目的地在房子內踱步，並且反覆地翻找衣櫃或抽屜。

　　本書分為七個章節，第一章簡介中醫對失智症的常用治療，以及何時開始治療是最佳的時機；第二章依照失智症的嚴重程度，依照初期、中期、後期介紹不同階段的治療策略；第三章則依照病人的症狀，介紹中醫的分類方法，以及面對特殊病患的處理原則；第四章與第五章則分享飲食照護與四季保養方法，與第六章日常照護一起，希望提供家屬清楚的建議，要如何安排失智患者的飲食與生活。第七章，則是辛苦照護者的自我調適。希望藉由本書的介紹，家屬可以對於失智症有更多的了解，也能透過中醫的調養幫助患者。

　　這本書能順利付印，要感謝非常多人的協助。大塊文化主編劉鈴慧，在撰寫過程中給予非常多寶貴的意見，感謝她的專業讓本書可以順利完成，感謝小瓶仔繪師精心繪製的插圖，讓本書更加精采；感謝內子黃懷蒂小姐的辛勞，以及兩位女兒餅餅和雨雨的陪伴，是我完成這部作品的最重要動力；感謝賴榮年老師、許中華院長、陳朝宗主任的鼓勵，以及臺北市立聯合醫院仁愛院區同仁的幫忙。本書雖然經過多次的校閱，盡可能呈現最新的中醫失智研究成果與臨床治療，但仍可能有缺漏未盡之處，尚祈各界先進指正。

第一章

中醫，給失智症的治療 多一種選擇

如果有一天，失智悄然到來

如果有一天，你早上醒來，發現自己在一個陌生的地方，焦慮得想回家，身邊的人卻告訴你：「這裡，就是你家啊！」而你一心想回去的「那個地方」早就不在了……

如果有一天，你熟悉了幾十年的人變了，個性變得古怪，還會做出各種匪夷所思的行為，你無法跟他溝通，甚至聽不懂他說的話……

如果有一天，你最親近的家人，突然指控你偷走他的錢，還想要謀害他，你的解釋不但沒用，反而更讓他堅定的報警，還通知所有的親戚你是個不肖的孩子……

　　這些聽起來像電影情節般的故事，正不斷在每一個人的周圍上演，它們不是遙遠的未來，而是在每一個失智症患者跟家屬身上真實發生的故事。

失智症離我們很遠嗎

　　一點也不！

　　臺灣失智症協會統計，民國 105 年，臺灣 65 歲以上失智症患者多達 26 萬，超過老年總人口的 7%。雖然還不是失智症，但記憶力、計算力、專注力等腦部功能開始下降的「輕微認知障礙」，更高達 50 萬人，佔總老年人口將近 19%。換句話說，全臺灣每 5 個老年人，就有一個是失智症高危險群，而每 15 個老人就有一個已經罹患失智症。

　　失智症不只影響患者本人，更是對於照護者跟整個家庭的一大挑戰，比臺灣更早邁入高齡化社會的日本，已經出現普遍的「介護離職」現象。所謂

的「介護離職」，就是正在上班的人，因為需要照顧家中的病人，而必須辭去工作，全職在家庭中照顧失去生活能力的家人。介護離職，不但會喪失工作收入、陷入經濟困境，更可怕的是長時間耗費大量心力，在照顧病人之後，想重回職場是困難重重。

由於脫離職場太久，工作能力已經趕不上職場需要，甚至原本工作早已消失。再加上許多企業不願意接受中年就業，輪班與薪資也處於相對弱勢。根據日本的統計，每年有十多萬人因為介護離職而離開工作崗位，當中多數人經過數年後，還是處在無業狀態，更有人因為照顧患者而散盡家財，沒有收入住所而流浪街頭。

在我的門診，有不少家屬辭去工作，而且辭職的壓力常常來得又快又急。一位住在鄉下的阿嬤，表面上生活功能還維持得不錯，每天還會去田裡種菜，也一直跟晚輩說自己一個人生活沒問題，不需

特地請人照顧她，兒女也就放心的讓她住在熟悉的老家。直到某天接到鄰居電話，才知道阿嬤已經在菜園跌倒很多次，也認不清楚自己家田地的地，除草時常把隔壁家的田給挖壞了，於是只好請假回家照顧。赫然發現阿嬤已經退化得很嚴重，連洗澡煮飯等基本生活都無法自理，請看護又被阿嬤認為是外人，不到兩天就被趕出家門，最後女兒只好辭去工作專心照顧，家裡的經濟也因此惡化。

在門診，還遇到雙薪家庭同時遇到小孩出生和長輩失智的困境，衡量看護費用與家庭經濟狀況後，只能一個人辭掉工作在家專心照護，但經濟壓力全落在另一半身上，必須常常加班甚至兼差，才能維持家中經濟，最後兩個人都身心俱疲。

臺灣的照護環境相比日本又更差，大部分家庭都需要至少有一個家人全職照護，人力不足的情況更加嚴重。雖然大量外籍看護可以分擔照顧壓力，

　　政府也積極培訓臺籍照護員，但仍然緩不濟急。最近幾年陸續有新聞報導，當照護者缺乏專業訓練與足夠知識，不只照護品質不良，也更容易因為長時間的壓力而產生憂鬱、焦慮，甚至發生弒親的人倫悲劇。患者時常情緒反覆且多疑心重，更因為腦部功能退化而常常亂丟東西，又反過來指責照護者，照顧失智所需承受的壓力比一般疾病更大，卻易受病人莫名指責，容易出現憂鬱症與自殘傾向。

　　有時患者乍看之下身體健康，但腦部混亂；讓他比一般病患更加危險，有時出門散步就走丟、忘記關爐火差點把房子燒掉。我在門診曾經遇過一個案例，有一位 80 多歲的失智阿公忘記他早已退休，一天早上起來拿著枴杖就要出門上班，即使不會搭公車，仍然靠著意志力從新北市板橋一路走到台北市松山區，家人發現阿公不見焦急得如熱鍋上的螞蟻，幸好阿公身上的防走失定位器功能正常，讓警

方順利循著坐標，接回病患。

　　隨著國民越來越長壽，得到失智症的機會也越高，怎麼樣照顧失智家人，是每個人都該了解的議題。雖然目前中西醫都沒辦法完全治癒失智症，但有許多經過臨床試驗證實的療法，可以好好控制失智症狀，減慢惡化速度，在本書中，我將介紹中醫治療失智症的方法，希望大家在面對失智症的治療，能有多一種選擇。

中醫能幫忙的治療實例

　　中醫治療失智症的重要目標，是要緩解病人的精神或情緒症狀，減輕病人的痛苦和家屬的負擔。

　　一位 69 歲的先生，自從屆齡退休後就在家享受悠閒生活，但是家人漸漸注意到他開始有記憶力減退、判斷力下降的問題，後來確診患者得到失智症。但是在發病兩年後，老人家的情緒變得越來越

容易激動，不但會批評家人與照護者，嚴重時甚至
會高聲責罵、拒絕各種幫助。這位病人同時還有嚴
重的被害妄想症，一直覺得家人要害他、圖謀他的
財產，讓家人不知該如何與他相處。

抑肝散

對於這種以焦慮、激動、妄想為主的患者，我
會開立中藥複方「抑肝散」，根據日本進行的多中心
臨床試驗，抑肝散對於容易激動、易怒、易焦慮、
情緒不穩定等症狀很有幫助。根據臨床經驗，在下
午時服用的效果比較好，因為精神症狀偶在黃昏時
特別容易發作，甚至被稱之為「黃昏症候群」。因此
我會叮囑家屬在下午時先吃一包藥，晚飯後再吃一
包。果然在服藥兩個星期後，家屬回報病人的精神
症狀有明顯的緩解，雖然還是會有情緒發作，但是
已經不像以前一樣一發不可收拾，也比較能溝通。

人參養榮湯

71 歲的老奶奶，獨居住在家中，只有兒子幫忙請的外傭陪著她，在就診時老奶奶的精神顯得非常的沮喪，愁眉苦臉，在看診時甚至還開始哭泣，覺得老伴過世後只剩下自己一個人，沒想到自己還生病拖累家人。

對於這種以憂鬱為主的患者，我會用中藥複方「人參養榮湯」，臨床試驗發現：服用人參養榮湯後，患者的憂鬱情緒明顯改善，而且效果可以長達一年。患者在服用人參養榮湯一個月，搭配針灸治療與運動復健後，臉上的氣色明顯改變了許多，終於展現出笑容，看著她跟其他患者聊天的樣子，覺得中醫還真的是能幫上失智症患者的忙。

維持食慾和消化功能
是中醫治療失智症的重點

　　照顧失智患者的家屬常常會發現，病人怎麼好像越來越瘦，食慾也漸漸變差。從一餐可以吃一碗飯漸漸變成半碗，甚至脾氣一上來就不肯吃飯，看著病人日漸消瘦，家屬的心也越來越消沉。

　　食慾下降與消化不良，是中度以上失智症患者常見的問題，在臨床上超過一半的病人都會出現程度不一的飲食量減少情形，不只病人日漸消瘦，因為飲食攝入的纖維質變少，甚至原本不會便秘的人也會有排便的困難；再者是蛋白質與熱量攝取減少，肌肉量也會跟著下降，甚至演變成「肌少症」。就是全身的肌肉慢慢萎縮變少，讓患者肌耐力更差，因

此導致活動量減少，反過來會讓身體的熱量消耗減少，病人就變得更沒有食慾。往往形成惡性循環，讓病人越來越虛弱、食慾也越來越差。

中醫能幫忙的治療實例

維持食慾和消化功能一直是中醫失智症治療的重點，中醫師會依照病人的身體狀況來選擇最佳的治療方法。

理中湯

82 歲的老爺爺，因為心臟疾病的關係，體力非常差，稍微活動就氣喘吁吁，食慾也非常不好，因為心臟科醫師限制鹽分和水分的攝取，老爺爺常常抱怨飯菜都沒有味道，再加上失智症讓他沒辦法記住醫生的囑咐，總覺得是太太刻意要虐待他。

我看老爺爺的舌頭不僅淡白，而且兩側有清楚

的齒痕（牙齒壓在腫脹舌頭邊的印子），這在中醫來講，是屬於虛寒的舌象，因此我給予患者溫補脾胃陽氣的「理中湯」，並且囑咐家屬，在煮飯時雖然不能加鹽或醬油，以免增加心臟負擔，但可以加一些薑或辣椒等辛辣的調味料，促進腸胃道消化，家屬一開始半信半疑，但兩個禮拜後回診，家屬發現患者的食慾真的變好，連排便都變得比較正常。

甘露飲

　　一位早發性的失智患者 60 歲左右，非常瘦，家屬表示患者有長時間的胃食道逆流，因此食慾本就不好，在失智後感覺症狀變得更加嚴重，只要胃開始悶痛就什麼都吃不下。患者的咽喉有明顯的發紅現象，口腔黏膜乾燥且有裂紋，同時也有口乾舌燥的現象出現。我要他別吃辛辣的薑，建議應該多吃一些滋潤的水果，譬如水梨、甘蔗、奇異果，飲食

當中也可以適度地加山藥入菜。同時給予中藥複方「甘露飲」滋潤消化道，經過幾天改變飲食習慣和藥物治療後，患者的食慾漸漸恢復，不再看到食物就討厭。胃食道逆流的症狀也漸趨緩解。

半夏厚朴湯

74 歲血管型中風的病人，患者很願意吃東西，但是一吃就嗆到，不只咳嗽痛苦外，也曾經因為吸入性的肺炎住院好幾次。且患者因為失智常常忘記自己吃過飯，因此每隔一個小時就會要家人煮飯，但是吃沒幾口又嗆到，家屬餵也不是、不餵也不是，陷入兩難的境地。

針對容易嗆到的患者，中醫的「半夏厚朴湯」根據臨床試驗結果，可以改善吞嚥功能、減少吸入性肺炎發生率、並且可以維持進食量。再搭配針灸臉部穴道如下關、夾車、地倉、廉泉等穴幫助咀嚼

與吞嚥肌肉，患者嗆到的次數越來越少，飲食量也得以慢慢增加。

寬心飲

對於腸胃功能非常弱的患者，當上述的方法效果都不好時，臺北市立聯合醫院也開發「寬心飲」處方，來提振病人的腸胃功能，寬心飲中有黨參、甘草、白朮、茯苓等等補養脾胃，恢復消化功能的藥物，還有藿香可以幫助腸胃的蠕動，促進食慾。

許多患者會問我：「有沒有什麼營養補給品可以讓患者服用？」我會建議患者：

將衛生福利部公布「可同時提供食品使用之中藥材」加入食品中。例如常見的蓮藕、蓮子，可以提供患者熱量與營養，又是台灣人習慣的食材，中

醫師也常拿來作為補養腸胃使用；對於消化功能不好又容易腹瀉的病人，芡實則是可以加進飲食當中的食補藥材。

記憶力開始減退
就是治療時機

　　許多家屬都會問我：「失智症什麼時候該開始接受治療？」

　　我的回答永遠都是：「越早越好。」

　　失智症是一個逐漸惡化的疾病，在初期主要是記憶力逐漸喪失、計算能力下降、對身邊人事地的辨認能力漸漸減弱，但是生活自理能力通常都還維持得不錯，甚至不常見面的人，往往看不出來與之前有什麼不同，此時若是及早接受中西醫的治療，這個階段通常都可以維持幾年，家人照護也輕鬆很多，不需要時刻繃緊神經提心吊膽。

　　在中西醫共同治療之下，在我的門診，有病人

即使失智已經三年，還是可以跟家人出國去日本玩，享受坐郵輪數天的行程。但若是錯過治療的時機，病患就有可能惡化變成中度的失智症，這時就會有許多的精神症狀與行為異常慢慢出現，情緒與舉動也更難控制，會莫名其妙的跟家人大吵、或是變得難以溝通，生活自理也變得越來越困難，家人照顧起來辛苦，治療的成效也會比較糟。

　　我會建議患者及早接受中西醫的治療，盡可能將患者的狀況維持在輕度失智，日常生活功能良好的狀態保持越久越好。

　　特別是血管性的失智症，這是由於頻繁腦中風導致腦部細胞死亡，失去功能而引起的失智症，與阿茲海默症不斷惡化的病程相比，血管性失智症經過治療後，腦力是有機會恢復到一定程度的。

鉤藤散

　　在日本的臨床試驗中，發現輕度到中度的血管性失智症患者，接受中藥「鉤藤散」的治療後，智能測驗分數與日常生活能力都有顯著的改善，所以我都會建議血管性失智症的家屬，一定要積極接受治療。

針灸治療

　　2015 年在臺灣的「健康保險資料庫」大數據分析也發現，如果中風患者積極的接受每周兩次以上的針灸治療，得到失智症的風險會顯著的降低。過去的臨床研究也發現針灸治療，可以改善中風後的肢體平衡，減少跌倒的風險；降低中風部位肌肉的張力，幫助患者更早可以恢復肢體活動的能力。

針灸是提升中風後認知功能很好的方法，2014
年發表在《補充與替代醫學雜誌》的系統性回顧論
文中，綜合了 81 篇臨床研究的結果，發現中風病患
在接受內科與復健治療之外，若能配合積極的針
灸，可以很有效的改善認知功能。一般建議的治療
是一個星期 2-3 次，持續六個月。

　　在失智症確診前，大部分的患者都會經歷過一
段輕度認知障礙的時期，記憶功能開始減退、常常
忘東忘西，個性也變得退縮、不願意出門、不肯嘗
試新東西，但這些患者還不是真的罹患失智症，認
知功能退化幾乎都很輕微，不是專業人員或身邊親
近的人，會察覺不出來異狀，體能狀態也幾乎跟正
常人沒有差別。

　　雖然大腦功能會隨著年齡增大漸漸變差，惡化

成輕度認知障礙，大多數還是因為疾病產生，最常見的就是中風，特別是多次中風的患者，通常會合併認知功能下降。另外重大手術的全身麻醉、失控的高血糖、血脂、血壓也是造成認知功能下降的危險因子。在這個階段開始早期治療，能夠有效提升患者認知能力，延緩惡化成真正的失智症。

病人的視覺、聽覺、牙齒問題
都該及早處理

　　失智症患者理解力會變糟，若是聽力或視力不好情況會更加嚴重，因此盡早接受一次全面的視力跟聽力檢查，了解哪些問題需要處理。不管是要換老花眼鏡、戴助聽器，甚至是要接受手術治療，在失智症的越早期開始病患越能適應。如果要接受手術治療，麻醉過程也可能會導致暫時的失智惡化或是併發一些妄想症狀，請先跟麻醉科醫師與外科醫

師表明患者有失智症，並先跟他們討論。

　　牙齒也應該請牙醫師進行一次完整的檢查與洗牙，如果需要安裝假牙，及早讓患者練習並習慣假牙的感覺會讓後續的牙齒健康問題大幅減少，當失智症發展到後期會漸漸危害到飲食功能，導致營養不良讓腦部退化得更快，盡量維持好的牙齒讓患者可以正常飲食，患者就可以得到充足的營養。

第二章

依照病程不同的
中醫治療對策

輕度失智
維持認知功能減少精神症狀

　　失智症患者認知與記憶力會漸漸下降，生活能力也越來越不好，最終連吃喝拉撒都無法自理，嚴重時需要插上鼻胃管與導尿管；異常的精神症狀，如焦慮、幻覺、妄想，會在失智症中期快速增加，不但加速認知功能的惡化，也大幅提高照顧難度。

　　失智症的病程可以分為四期，中醫針對每個階段有不同目標與方法，量身訂做最適合病人的治療。

輕度認知障礙

　　腦部因為中風、外傷、血管病變、異常蛋白堆積而慢慢累積傷害，短期記憶與思考能力也漸漸減

弱，但因為大腦自己會代償，或是用其他方式彌補，即使認知能力已經開始減退，但外觀幾乎與常人無異，通常只有親密家人或是專業醫療人員能夠發現。

中醫治療依照失智症的不同階段而調整目標，在前期失智症輕度時，主要目標為延遲腦部功能退化，在中期則以減少情緒失控為主，末期則是將目標放在保留基本的生活功能。

失智症的病程可以用圖中的兩條線來概括（見下頁），圖中藍線的部分是我們的認知能力，包含記憶力、辨認能力、語言能力等，在圖中可以看到隨著失智症病程越來越嚴重，認知功能也不斷衰退，而且在中度時會有一個斷崖式的下降期。紅色的線則是精神症狀，包含有焦慮、易怒、暴躁、憂鬱等等，在失智症初期會開始出現，在中期時最嚴重，而到末期時隨著病人的表達能力下降，也慢慢降低。

◎中醫的對治，能有效維持認知功能，
　減少精神症狀

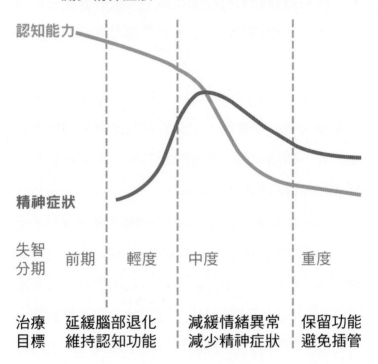

認知能力				
精神症狀				
失智分期	前期	輕度	中度	重度
治療目標	延緩腦部退化維持認知功能		減緩情緒異常減少精神症狀	保留功能避免插管

◎認知功能（藍色線），精神症狀（紅色線），
有治療（實線）與沒治療（虛線）的差別

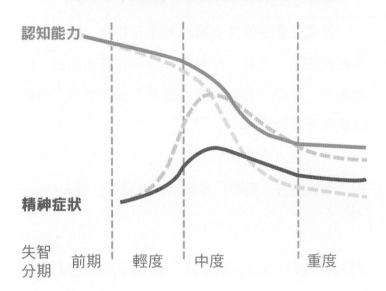

臨床研究發現中醫治療後：

認知功能下降的速度會減緩，整體的腦部功能
表現也比治療前要好；精神症狀也會比較和緩，發
作時不那麼劇烈，也會比較容易安撫下來。

在輕度認知障礙與輕度失智症時期：

　　目標主要是維持失智患者認知功能，並且延緩退化的速度。此外，針對造成腦部傷害的疾病，例如中風、外傷、血壓與血糖控制不良的狀況，也應該要積極的治療。

　　主要的治療方式包含頭部針灸，以及內科藥物如「智愛湯」、「當歸芍藥散」、「鉤藤散」等。

輕度失智症主要表現是「短期記憶力減退」

　　例如跟別人約定事情常常會忘記；學習新東西明顯變得很困難、數字計算與邏輯判斷力也會下降，無法正常的進行工作，興趣漸漸無法維持。中醫師的治療目標，會放在盡量延緩退化，保持正常身體狀況與生活能力越久越好。

　　記憶力與認知功能進一步惡化，精神與行為症狀陸續出現，如被害妄想、被偷妄想，會慢慢開始出現。這個階段家人通常會開始察覺到不對勁，一些比較複雜的事情如報稅、計算收支、金融理財開始頻繁出現錯誤。如果還在工作的患者，同事常常會發現工作能力開始下降，跟不上大家的進度。

　　在門診遇過自己開店的患者，因為太常找錯錢，且都是幾百或上千塊錢的弄錯，因此被家人帶來就醫。但通常此時病人還沒有自覺，甚至會極力否認，或是找其他的方法掩飾。例如這位開店的患者，當他發現自己容易找錯錢，就找藉口不站在收銀台，藉此隱藏自己能力退化的狀況。

　　因為輕度失智症患者照顧起來相對輕鬆，基本的生活自理如吃飯、洗澡、穿脫衣服、運動等都可以獨力完成，照顧起來不用耗費太大心力。門診已經有好幾位患者藉由中西醫治療成功，維持輕度狀

態好幾年，甚至可以出國旅行、自己去瑞智學堂上課等等。

這階段很重要的是避免意外狀況的發生，特別是迷路走丟、意外車禍等危險狀況。這個階段也是患者最容易接受環境改變的時候，我都會鼓勵家屬把家裡環境做適當整理，為邁入疾病中期做準備。

鉤藤散

鉤藤散是較多臨床研究支持的中藥複方，可以增加失智症患者的認知功能，恢復日常生活的能力。2005 年發表於《美國老年醫學學會雜誌》的臨床試驗當中，血管性失智症患者，經過八周鉤藤散治療後，在滿分 30 分的簡短智能測驗分數，平均由 15.5 分上升到 17.5 分。

簡短智能測驗

　　是透過跟失智症患者的問答，來評估時間與地方辨認能力、注意力與計算能力、記憶力、語言能力、視覺空間能力等認知功能，是目前判定失智症嚴重程度常用標準，分數越高表示智能狀況越好。

　　鉤藤散也能夠改善失智症患者日常活動能力，更不需要依賴照護者的協助；由評估日常生活能力的巴氏量表分數來看，可從平均 67.5 分上升到 73.5 分，並且達到統計上的顯著差異。

　　鉤藤散早在宋朝就已經被醫家許叔微在《類證普濟本事方》中提出，包含有鉤藤、陳皮、半夏、麥門冬、茯苓、茯神、人參、菊花、防風、炙甘草、石膏、生薑等十二味中藥的複方，是一張結合清熱、平肝、安神、補虛等多種功效的方劑，早期被用來治療頭暈目眩、頭部抽痛、煩躁發熱等症

狀；近年來日本發現，鉤藤散對於血管性失智症有顯著的療效，因此廣為推廣。

　　人參，一直是中醫補氣最常用的藥物，2011 年發表在《人參研究雜誌》的臨床試驗中發現，長時間服用人參有助於維持患者認知功能，在長達兩年的臨床試驗當中，每天服用 4.5 公克（1 錢半）或 9 公克（3 錢）的患者，經過 6 個月的治療後，認知功能明顯的改善，而評量阿茲海默症嚴重程度的 ADAS-cog 量表，分數則明顯的下降，且持續服用完兩年的患者，其認知功能可以維持在治療六個月時的分數，還會更好。

　　針灸穴位主要是頭部百會穴跟四神聰穴，這五個穴位在治療大部分腦部疾病都會選用，除了可以提升腦部活動外，對於中風的病人也可以提升平衡感與肢體穩定度。我也常鼓勵家屬在家可以幫患者按摩這五個穴位，帶著患者自行按摩以鞏固療效。

　　百會穴在人體最高處，中醫認為百會穴有導引陽氣上行到頭部的效果，可以振奮頭部與大腦陽氣，現代研究則發現按摩百會穴可以增加腦部認知功能，在功能性核磁共振檢查中，也發現治療後腦部的活性明顯上升。百會穴位在頭頂正中間，找法非常簡單：首先把手放在兩耳最上端，沿著兩邊頭皮垂直往上摸，當兩隻手指交會在頭頂正中線上時，就找到百會穴了。

　　按摩方式非常簡單，用指腹壓著百會穴，輕輕地旋轉按壓就可以了，速度可以盡量緩慢一點，大概每 1-2 秒一次緩緩揉按，一次持續 2 分鐘，每天可以進行 4-5 次。

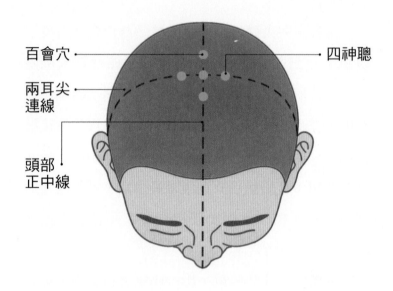

百會穴

四神聰

兩耳尖
連線

頭部
正中線

　　找對了百會穴，四神聰穴就很容易確定了。四
神聰穴共有四個穴點，分別位在百會穴的前、後、
左、右各一寸處，這邊的一寸大約等於一個拇指的
寬度。一般我都會建議在按摩完百會穴後，依照順
時鐘方向輪流刺激四個穴點，按摩方法與百會穴一
樣，每次按摩 1-2 秒，每個穴位持續一分鐘。

　　四神聰穴能醒腦開竅，可以提升失智症患者清醒程度，也有助於維持肢體的穩定度與平衡感。除了提升認知能力以外，針灸還可以讓腦部活動更加活躍；現代科技已經可以測量腦部對於特定活動的電波與電位反應，稱為「事件誘發電位」。測量方法是給患者一些感官刺激，例如聽聲音、看圖片或影片、回答算術或推理題目等等，再測量患者的腦電波變化。

　　對於失智患者特別重要的，是一種稱為 P300 的事件誘發電位，P300 電位和認知功能與記憶力高度相關，在失智病人身上，常常會發現 P300 延遲時間增長，而且波幅變小，可以作為輔助偵測失智症腦部退化的程度。中風患者經過針灸治療之後，P300 的波幅上升且延遲時間減少，證明針灸能夠提升腦部活動。

　　除了針灸之外，藥物治療也很重要，輕度認知

障礙目前被臨床研究驗證療效的是「當歸芍藥散」，藥方包含了補血活血的當歸、芍藥、川芎（即是一般人所熟知的「四物湯」減去熟地），及健脾利水的茯苓、澤瀉、白朮，是一張兼具活血補血與健脾去濕的方劑。

　　2016 年，發表於《補充與替代醫學雜誌》的研究中，經過連續 12 周每天 7.5 公克的「當歸芍藥散」治療後，輕度認知障礙有明顯改善。而且認知功能改善的效果是全面性的，包含物體命名、執行命令、抽象思考、語言運用、短期記憶、注意能力、空間視覺等等，都比治療前更好。但研究也指出，當歸芍藥散需要長時間規律服用，才能維持認知功能，如果只服用短時間就停藥，認知功能又會開始下降。且腦部掃描表示，當歸芍藥散能夠改善腦部協助記憶區域的血流量，也解釋了為何當歸芍藥散可以改善認知能力。

物體命名

是失智症退化的一個重要特徵，但也是一般人很難理解的症狀。一般來說，我們絕對不會忘記鉛筆、筷子、電話等等日常物品的名字。但失智患者往往無法正確表達，只能繞著彎解釋，例如筷子會說成：「吃飯要用的。」拿襪子會說成：「出門要穿的。」手機會解釋成：「講話的、能聽得到。」等等，有時候搞得家人一頭霧水，怎麼會這麼簡單的東西都忘記？其實這都是腦中語言區域開始受損的徵兆。

有些家屬會積極的訓練患者記憶物體的名字，常常在診間看到家屬幫患者複習，拿鑰匙、手機，甚至自己準備的圖片考他。但對於自尊心比較高的患者，在外人面前考試其實會讓他覺得很難堪，故意拒絕回答、甚至裝作不會。比考試更好的方式，是直接在物品貼上醒目的文字提示，或是在擺東西

的位置貼上標籤，更可以達到不斷提醒而促進命名
能力的方法，也可以避免讓患者尷尬，甚至故意假
裝自己不知道。

中度失智
緩和情緒異常、減少精神症狀

　　對於人、事、地、時，感知會變糟，開始出現頻繁迷路、黃昏症候群、幻覺跟激動焦慮，會攻擊旁人，行為也會越來越誇張。黃昏症候群是失智症病人情緒起伏的一種特殊的現象，早上醒來到中午左右情緒都很正常，但是下午接近傍晚時間，情緒就會開始變得焦躁，這種情緒甚至會延續到晚上睡覺前。

　　中期失智症的精神與行為症狀越來越嚴重，控制症狀穩定病人情緒、減輕照護壓力，是這個階段

的主要目標。除了針灸與藥物，中醫師會加入耳穴敷貼等治療，對於控制不好的病人也會在針灸上加入電刺激。

失智症中期開始會出現異常行為與古怪情緒，譬如妄想、幻覺、焦慮、憂鬱等等，不只本人痛苦，家屬也承受很大的壓力。

根據研究，有超過六成的患者會出現這些精神異常，且出現得越頻繁，症狀越嚴重，病患退化的幅度會越大，這階段治療目標在盡量減少精神症狀，讓家屬容易照顧；隨著照護壓力與疲累感漸漸出現，身心俱疲常常拖垮家屬的身體，怎麼樣協助他們在辛苦的照護生活中還能保持身心健康，也是這個時期的重點。

抑肝散

　　抑肝散主要的藥物是鉤藤與柴胡這兩味可以緩解緊繃、舒緩焦慮的中藥，再加補氣固護腸胃的茯苓、白朮與甘草，以及活血補血的當歸和川芎。抑肝散是目前醫學研究發現，對於失智症精神與行為症狀比較有效的方劑，可以減少失智症患者的異常精神症狀，在日本的臨床試驗中發現，服用抑肝散四周後，精神症狀的嚴重度有明顯下降，特別是針對所謂的「陽性症狀」，也就是比較外顯的，容易被誘發的焦慮激動、容易生氣，甚至有攻擊性，以及附帶引起的妄想、幻覺、激動、情緒不穩等症狀很有效。研究團隊同時也發現，抑肝散可以改善患者的日常生活能力，讓嚴重的患者可以自理一部分的生活，很有效的減輕照顧者跟家屬的負擔。

　　在研究中的劑量建議每天服用三次抑肝散的濃

縮中藥粉劑，每次服用 2.5 公克。但我的臨床經驗
發現，台灣的患者需要較高的劑量，控制效果會比
較好。一般在門診都會給患者每次 4 克的治療劑量，
而且會叮囑家屬如果夜間發現症狀變得更加嚴重，
可以在睡前另外再服用一包。

　　其實，抑肝散最早是用來治療小兒科的疾病，
針對小朋友哭鬧不休、難以安撫，甚至哭鬧到四肢
抽動與痙攣。但現代中醫師發現，抑肝散也可以用
在老年失智症患者身上，讓患者的幻覺與妄想比較
能夠受到控制，家人照顧起來也比較輕鬆。

　　服用抑肝散並不會產生抗精神病藥物常見的錐
體外症候群（Extrapyramidal symptoms），如坐不
住、不停搖擺、肢體不自覺的顫抖，或者口眼歪
斜、歪頭吐舌頭等症狀，也不會造成譫妄，因此適

合服用抗精神病藥物有副作用的患者。

___

　　在研究中發現，絕大部分患者服用抑肝散後沒有出現明顯的副作用，僅有少於 3% 的人會出現噁心、腹瀉、上腹部脹滿等症狀，另有零星的個案，曾經報導服用抑肝散後出現低血鉀的情形，但在停止服藥後都很快的恢復。

重度失智
保留生活功能、減少插管需要

　　晚期失智症患者的退化，已經漸漸危及基本的
生活功能，包括咀嚼、吞嚥、大小便、穿脫衣服、
自己上下床等很基本的能力也會漸漸喪失，甚至簡
單的吃飯喝水動作也可能因為嗆到而併發嚴重的肺
炎。患者最後會退化到幾乎完全無法自理生活，必
須要依賴他人才能夠繼續維持生命。如何在最後的
階段維持好患者的身體機能，也為生命末期的安寧
照護做準備，是這個階段最重要的目標。

末期失智症主要的治療目標，放在減少嚴重併發症，如吞嚥困難引發的嗆咳、吸入性肺炎、排尿困難而需要依賴插尿管導尿，或是消化能力退化引起營養不良等。

肺炎住院率，在接受中醫治療後顯著下降

在眾多的失智症併發症裡面，又以肺炎最為常見且致命，發表在新英格蘭醫學雜誌《The New England Journal of Medicine》的論文指出，末期失智症患者有超過五成都曾罹患肺炎，且肺炎會讓失智症患者的死亡率與長期住院率大幅上升，治療也更加的困難。肺炎可說是失智症照護者的惡夢，一旦病人因為肺炎住院，不只照顧的困難增加，患者的肺部功能也會因此受損，有時會惡化到需要插管，

即使治癒出院，再次感染的陰影也是如影隨形，許多病患就在醫院與家中往返，身體也越來越虛弱。

　　如果能積極的降低肺炎住院率，不但可以減少不必要的醫療花費，更可以提升患者的生活品質、減輕照顧壓力。我們蒐集了 1376 個案例，對性別、年齡、居住地區、投保金額，以及慢性疾病都相似的族群，唯一的差異就是有沒有接受中醫治療。兩組患者同樣從失智症第一次診斷開始，追蹤到患者因為肺炎住院，或是研究結束為止。研究結果發現，肺炎住院率在接受中醫治療後顯著下降。

　　進一步的分析顯示，如果持續的接受中醫治療，時間越長或累積劑量越高，降低肺炎住院風險的效果越好。表示中醫治療也跟其他療法一樣，認真看病、服藥，就會有效果。如果是三天打魚兩天曬網，無法堅持效果當然也就會打折扣。研究團隊分析常用的中藥方劑中，哪些可以有效降低肺炎住

院風險，從上百個方劑中篩選出五個最有效果的方劑，分別是：麻杏石甘湯、銀翹散、小青龍湯、半夏厚朴湯、辛夷清肺湯。

半夏厚朴湯

由半夏、厚朴、茯苓、生薑、紫蘇葉所組成，最早是用來治療咽喉中的異物感，以及黏稠難以咳出的痰液，患者常常會感覺到喉嚨中好像卡住一個東西，吞不下也吐不出，伴隨著胸口煩悶的感覺。

現代的研究發現半夏厚朴湯，能夠促進老年人腦部疾病，包含帕金森氏症、失智症、腦中風患者的吞嚥功能，讓吞嚥反射變得更加順暢且減少延遲，患者比較不容易嗆到，就能夠減少吸入性肺炎發生的機率。

　　發表在《美國老年醫學》期刊的臨床試驗中發現，若病人規律服用中藥半夏厚朴湯，可以降低將近五成的吸入性肺炎風險，同時因為肺炎而死亡的風險也下降近六成。

　　半夏厚朴湯服藥的時間為三餐飯前，每次口服2.5 公克的濃縮藥粉，連續治療 12 個月後，評估肺炎的發生率與自行進食量。

　　研究結果發現規律服用的患者在半年後才開始出現吸入性肺炎，相較於服用安慰劑的組別，在研究一開始就有吸入性肺炎發生，兩者的風險相差將近五成。

　　研究也發現服用安慰劑的患者，平均每日自行進食的卡路里下降了將近一半，甚至到可能危及健康的低水準，但服用半夏厚朴湯的患者，僅有非常輕微的下降，而且沒有達到統計上顯著的差異。

增強吞嚥功能

除了可以預防嗆咳以外，更重要的是可以減少鼻胃管的需要。每當患者的吞嚥功能下降，沒辦法攝取足夠的營養時，醫師就會請家屬考量是否要用鼻胃管灌食，雖然鼻胃管可以提供足夠的營養，但是鼻胃管會持續的刺激鼻腔與咽喉，給患者帶來極大的不適。

當口腔沒有咀嚼與吞嚥，會退化得更快，也更難以脫離鼻胃管。在臨床中發現，服用半夏厚朴湯來促進吞嚥功能，有些患者的確可以延緩需要鼻胃管的時間。服藥之外，臨床研究也發現針灸治療可以加強吞嚥功能，特別是口腔附近的穴位，包含有廉泉穴、承漿穴，及背後的華佗夾脊穴，連續四周的治療配合吞嚥訓練可以增強喉嚨功能，減少吃東西時嗆傷與噎到的危險。

◎ 華佗夾脊

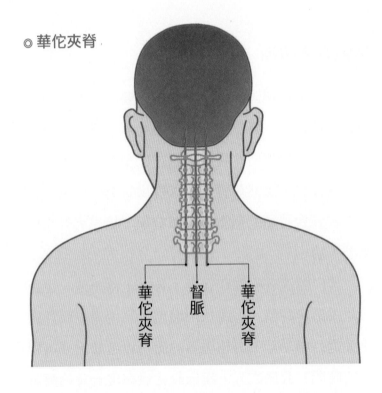

華佗夾脊穴分布在脊椎的兩側，與中線相距 0.5寸的位置，一節脊椎對應左右兩側各一個穴點。

針灸或按摩華陀夾脊有兩個作用，一是可以刺激頸椎延伸出來的運動神經與頸部的肌肉，緩解肩

頸處的肌肉疼痛，也透過刺激神經讓吞嚥過程更加順暢。二是可以減輕頸椎退化造成的交感神經刺激，而出現頭暈、頭痛、失眠、眼睛痠脹、容易噁心等症狀。由於失智患者大多年齡較長，除了腦部退化也多有頸椎疾病，這在臨床上很常見。

　　按摩華佗夾脊穴有幾個需要注意的重點：

●力量一定要輕柔

　　因為頸椎附近的神經與肌肉複雜且細緻，一旦用過大的力量按壓，輕則反而無法放鬆而有更嚴重的疼痛，重則可能傷到重要的神經，尤其是老年人常有骨質疏鬆與頸椎壓迫的舊疾，太大力按壓會有危險。

●按摩的位置限定在脊椎兩側

　　不可以跨越到脖子前面來，因為脖子前面有

供應腦部循環的頸動脈，用力按壓會導致血壓驟降，甚至曾有大力按摩導致血管內層剝落，而造成中風的不幸案例，在按摩時要特別小心。

　　每次針灸的治療時間會建議至少 15 分鐘以上，每周頻率 3 次以上效果較好。但是臉上與頭部穴位的針灸刺激感很強烈，需要仔細小心下針，才可以把疼痛不適感減到最低，同時有更好的效果，最好找有專業技術熟練的中醫師治療。針灸外，我也會教導家屬，在家每天幫患者按摩下巴的廉泉穴和承漿穴，讓維持吞嚥功能的效果更好。

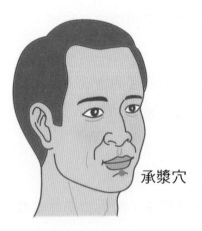

承漿穴

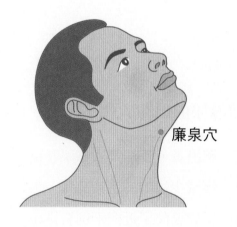

廉泉穴

廉泉穴位於人體脖子上正中線，在下巴到喉嚨中間。按摩方法可用拇指放在穴位上，往上方朝下巴的方向按壓30次；常常按摩此穴能促進吞嚥功能，防止嗆咳。我一般會建議家屬可以在吃飯前先幫患者按摩5遍，每遍30次。可以讓患者的進食過程更加順利，也有促進食慾和增加唾液腺分泌的效果。

當嘴巴張開時，下頜骨需要下壓並且下頜骨髁要往前移動，而下巴附近的一組肌肉——舌骨上肌群（包含二腹肌、頦舌骨肌、莖突舌骨肌）會聯合起來產生下壓動作。廉泉穴就位在舌骨上肌群正中間，時常按壓可以有效的提升張大嘴巴的能力，並

能促進吞嚥功能，防止嗆咳。

中醫治療後，長期導尿的風險大幅下降

　　對於排尿困難的失智患者，長期置入導尿管是常用的手段，但是會大幅減少患者的生活品質，也需要更多的醫療照護。我們蒐集了近四千例有排尿問題的失智症患者，連續追蹤 15 年，看患者是否因為排尿困難，而需要置入導尿管。

　　結果發現，接受中醫治療後長期導尿的風險大幅下降到接近六成。且隨著使用中藥的累積劑量越高，預防效果越好。分析可能有預防效果的方藥，包括傳統的利水方劑如五苓散、豬苓湯；補腎的濟生腎氣丸、知柏地黃丸、真武湯等；也有血府逐瘀湯等化瘀為主的方劑；其中五苓散跟豬苓湯，是臨床試驗中有較多證據支持的方劑。但這麼多的方劑

並不是讓患者通通買回來吞下肚裡，每種方劑都有不同的適應症，需要專業中醫師依據臨床判斷，才能給出最適當的處方。

　　失智症是一個不斷退化的疾病，且目前不論中西醫都沒有完全治癒的方法。但大規模的研究顯示，規律且持續的接受中醫整合治療，可以降低肺炎住院率和長期導尿需要，讓病患跟家屬都能擁有更好的病後生活。我在門診會與西醫合作，進行中西醫整合療法，例如排尿困難除了服用中藥以外，會請患者到泌尿科就診，處理膀胱與攝護腺問題；遇到肺炎病人會叮嚀病人除了認真吃中藥以外，如果胸腔科有針對細菌感染開立抗生素，要積極的服藥。每年的流感及肺炎疫苗要定期施打，才能讓預防保護的效果更好。當然中西藥物需要考慮交互作用，在門診我會請患者將西醫處方與檢查報告帶給我看，以做出適當處方調整。

失智症的中藥即飲包

　　過去看中醫，總要抓一大包草藥回家，花好幾個小時煎煮，不同藥品還要在正確的時間加入，千辛萬苦才能夠喝到藥。幸好現在技術進步，由專業藥師依照標準煎煮流程，煮好後直接真空封裝成為「即飲包」，服藥時直接開封加熱就可以喝了。

　　我門診中治療失智症常使用的中藥即飲包有智愛湯、寧心安神飲、抗憂解鬱茶三種，在就診後由中醫師評估，選擇最適合患者的種類。

智愛湯

　　智愛湯是失智症專屬方劑，臨床研究發現能減

緩智力退化，維持生活能力，降低異常行為的嚴重程度，並隨著患者情況不同，可以搭配其他中藥複方，例如：憂鬱冷漠的患者可以配合「麻黃附子細辛湯」或「人參養榮湯」；焦慮激動的患者則會配合「抑肝散」服用，我們會在後面的單元做詳細的介紹。

　　失智症起因於腦部退化，沒辦法維持正常功能，在中醫來講就是「腦部的元氣不足」，智愛湯最主要的成分就是補養元氣的西洋參，再加上「升麻」能夠把身體的陽氣提升到腦部，改善腦部認知退化、精神不振的症狀，再加上「遠志」醒腦開竅、提振精神。

　　針對失智患者常有的妄想、焦慮、易怒、情緒緊張，智愛湯中的「天麻」、「龍骨」、「鉤藤」等藥能夠鎮靜情緒，減少精神異常的頻率與嚴重度，同時加入「益智仁」固攝小便，減少失智老人常見漏尿與失禁問題。

寧心安神飲

　　當失智症進入中重度，患者精神會漸漸渙散，情緒也漸漸轉向平淡，雖然也會有心神不寧、短暫激動起伏，但大部分時間都是處在憂鬱的狀態。寧心安神茶是以中醫用來安撫焦慮情緒的「甘麥大棗湯」為核心，因為中重度患者的進食能力與胃腸功能會退化，因此加入「茯苓」補養脾胃、以及醒腦開竅的「遠志」。

　　除了失智患者外，我也常開立寧心安神飲給家屬或照護者。照顧失智病患是非常高壓的工作，一個不注意可能就走失或發生危險，幾乎整天都必須提心吊膽，因此許多照護者都有過度勞累、失眠、憂鬱等症狀，寧心安神飲可以增加照顧者睡眠品質，讓身心得到充足的休息，能繼續面對照護重擔。

抗憂解鬱茶

　　當我們生氣時，時常會感覺到口乾舌燥、身體也會有發熱的感覺，特別是長時間情緒暴躁的狀態下，這些躁熱的感覺會更加嚴重。這是因生氣會啟動身體的交感神經，導致心跳加速、唾液分泌減少、代謝加快，人就會感覺到口乾舌燥，中醫稱之為「陰虛陽亢」。

　　失智患者因為無法控制自己的情緒，燥熱難耐的症狀會更加明顯，因此抗憂解鬱茶中，除了安定情緒的「甘麥大棗湯」，還加入了「麥門冬」、「五味子」和「女貞子」等三種滋陰藥物，來治療口乾舌燥、煩躁發熱等症狀，避免這些不適症狀進一步加重情緒異常。再加入「黃耆」補益元氣、「菟絲子」補益肝腎，鞏固補養的力道。

服用方法

即飲包均採用耐熱材質包裝，可以直接用微波爐加熱、或是隔水加熱，最簡單的方式直接添加200cc-300cc左右的熱水就可以喝了，待溫熱後即可服用。劑量是一天1-2次，一次一包，若比較嚴重的患者則會視情況加量。

抓對服藥時間，效果加倍

　　失智患者症狀，有很明顯的時間性，會隨著白天或夜晚、冬天或夏天，表現出差異極大的症狀。因此服藥的時間也應該要隨之調整，才能達到最佳的效果。

　　早晨患者起床後，適合服用提振精神，促進腦部活動的藥物，例如「智愛湯」或是「鉤藤散」等，讓患者在白天有充足的精神可以活動，腦袋也可以更加清楚。

相反的，抑制情緒，緩解情緒異常的藥物，就比較適合在傍晚或晚上服用，例如「抗憂解鬱茶」、「抑肝散」等等。失智症有一個特殊的現象——黃昏症候群，患者大多在太陽西下，天色開始變暗的 5-6 點會顯得容易緊張，情緒也變得煩躁焦慮。甚至會出現古怪的行為，例如不斷在室內來回走動、反覆檢查門窗是否有關好等等。

針對有黃昏症候群的患者，我會讓家屬提前兩個小時，也就是下午 3-4 點左右先服用一次藥物，常常能有效的減輕患者的異常症狀。

許多家屬會問到，當患者同時服用中藥跟西藥，時間上要如何搭配呢？臺北市立聯合醫院曾經做過研究：

Aricept（愛憶欣）、Rivastigmine（憶思能）、Galantamine（利憶靈）等西藥與中藥合併使用，並不會增加嚴重副作用的風險。但是鎮靜安眠藥物與寧心安神類中藥合併使用則需要小心，臨床上我會叮囑家屬不要同一個時間吃，最好是錯開一個小時，才能避開交互作用帶來的風險。由於鎮靜安眠藥會降低平衡感與反應速度，我會建議放在睡前最後吃，中藥則往前移動一個小時左右。例如病人習慣晚上十點睡覺，西藥安眠藥可以在九點半吃，睡前中藥則往前提早到八點半服用。

　　大部分治療失智症的中藥對腸胃消化影響很小，飯前或飯後喝都可以，不過喝時都建議小口慢慢喝，不需要一口氣喝完以免嗆到。

　　每一個失智患者的情況都有所不同，一天中通

常會有一段症狀最明顯、精神最混亂的時間，家屬和照護者貼身的觀察對醫師來講非常重要，隨著家屬提供的患者情緒資料，醫師依照病人狀況調整服藥時間和劑量，就能達到最好的效果。

做好評估，才能對症下藥

　　只要帶家人去看過失智症門診，一定對於各式各樣的問卷印象深刻，先是要記住物體的名字、等一下又要做減法計算，還有寫字、摺紙、畫畫等各種測試，整個過程非常忙碌。為什麼要做這些測驗呢？由於失智症是一個大腦退化的疾病，這些測驗能讓中醫師了解大腦退化的速度、異常的症狀，以及日常活動的狀況，更能給病患準確的診斷和治療。

簡易認知量表（MMSE）

　　簡易認知量表能夠評估整體認知狀況，也能夠作為失智症嚴重程度的區分，但同時也是做起來最

花功夫的，常常看到病人在評估時又是畫畫又是寫字的，就是在進行這項評估。簡易認知量表之所以這麼複雜，就是因為它能夠全面的評估患者的各項認知能力，包含時間與地方辨認能力、注意力與計算能力、記憶力、語言能力、視覺空間能力等等等，是目前判定失智症嚴重程度的通用標準。

時間定向

- 今年是哪一年？
- 現在是什麼季節？
- 今天是幾號？
- 今天是禮拜幾？
- 現在是哪一個月份？

空間定向

- 我們現在是在哪一個縣、市？

● 這棟樓房／建築是做什麼用的？用途是什麼？

● 這間醫院（診所）的名稱？

● 現在我們是在幾樓？

● 這裡是哪一科？

瞬間記憶

隨機講三種東西請對方複述一遍，例如：（樹木、剪刀、火車）或（紅色、快樂、腳踏車）或（藍色、手錶、日曆）或（玫瑰花、公車、狗）。

計算能力

請從 100 開始連續減 7 五次：

100-7 ＝＿＿＿；93-7 ＝ ＿＿＿；86-7 ＝ ＿＿＿；

79-7 ＝＿＿＿ ； 72-7 ＝＿＿＿

短期記憶

詢問受試者是否記得先前重複的三樣東西？（順序可以改變）

命名物體

請受試者說出兩種日常物品的名稱，例如：
鉛筆、 杯子、手錶、硬幣、手帕、眼鏡……

重述句子

請患者跟著你複述一句話，例如：
知足天地寬、心安菜根香、心中有愛才會人見人愛……

閱讀指令

請受試者唸出計算紙上的：「請閉上眼睛」五個

字，並做出動作。

書寫造句

請受試者用計算紙的背面，寫一句話或一個句子。

照樣畫圖

請受試者抄繪兩個五邊形，交叉為四邊形的圖
形如下：

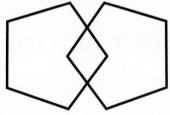

依序動作

請受試者在聽完命令依序做出動作：
用你的左手拿這張紙，將它對摺一半，交還給
我。

　　簡易認知量分數，也是常用來作為失智症嚴重度分級的方式：輕度失智：21-25 分。

　　中度失智：11-20 分。

　　重度失智：10 分以下。

　　分清楚了患者的嚴重程度，中醫師就可依照前面提到的方法，決定病患需要的治療內容。MMSE是評估整體認知狀況最常用的量表，也是做起來最花功夫的，又是畫畫又是寫字的測驗就是它了。

臨床失智評分表（CDR）

　　臨床失智評分表也是評估失智症嚴重程度的量表，我們會衡量六種能力：記憶力、時空定向感、判斷力和解決問題、參與社區事務、家庭與嗜好，及個人自我照料能力。

記憶力

□ 無（0 分）

　沒有記憶力減退。

□ 可疑（0.5 分）

　經常性的輕度遺忘，只能想起部分事情。

□ 輕度（1 分）

　中度記憶力減退，對最近的事尤其不容易記
　得，且會影響日常生活。

□ 中度（2 分）

　嚴重記憶減退，只有高度重複學過的事物才
　記得；新東西很快會忘記。

□ 重度（3 分）

　記憶力嚴重減退只能記得片段。

定向感

☐ 無（0分）

完全能定向。

☐ 可疑（0.5分）

完全能定向，但時間定向稍有困難。

☐ 輕度（1分）

時間定向有中度困難。對地點仍有定向力；

但在某些場合可能定向力會下降。

☐ 中度（2分）

時間定向有嚴重困難；地點定向力也開始出

現障礙。

☐ 重度（3分）

只能維持對人的定向力。

解決問題能力

☐ 無（0分）

日常問題（包括財務及生活事務）都能處理很好；和以前的表現比較，判斷力正常。

☐ 可疑（0.5分）

分析類似性及差異性稍有困難。

☐ 輕度（1分）

分析類似性及差異性有中度困難；社會價值之判斷力還能維持。

☐ 中度（2分）

分析類似性及差異性時有嚴重障礙；社會價值之判斷力已受影響。

☐ 重度（3分）

不能做判斷或解決問題。

社區活動能力

☐ 無（0分）

和平常一樣能獨力處理相關工作、購物、業務、財務、參加義工及社團的事務。

☐ 可疑（0.5分）

社區活動稍有障礙。

☐ 輕度（1分）

雖然還能從事某些活動，但無法單獨參與，對一般偶爾的檢查，外觀上還似正常。

☐ 中度（2分）

不會掩飾無力獨自活動的窘境。被帶出來活動時，外觀還似正常。

☐ 重度（3分）

無力掩飾獨自活動的窘境。外觀明顯可知病情嚴重，無法在外活動。

居家嗜好

□無（0分）

家居生活、嗜好、知性興趣都維持良好。

□可疑（0.5分）

家居生活、嗜好、知性興趣，稍有障礙。

□輕度（1分）

居家生活已出現輕度障礙，較困難之家事已
經不做；較複雜嗜好及興趣已放棄。

□中度（2分）

只有簡單家事還能做，興趣很少，也很難維
持。

□重度（3分）

無法做家事。

個人自我照料能力

☐ 無（0分）

　完全能自我照料。

☐ 可疑（0.5分）

　完全能自我照料。

☐ 輕度（1分）

　須旁人督促或提醒。

☐ 中度（2分）

　穿衣、個人衛生、及個人事務都需要幫忙。

☐ 重度（3分）

　需仰賴別人照料，經常大小便失禁。

　　這量表的特點是不只會問患者，也會詢問家屬來作比對。因此當您的家人答錯問題或是答非所問時，不需要急著糾正或是幫他回答，如果我們無法

判斷回答正確與否，會在適當的時候詢問家屬正確的答案。

　　臨床失智評分量表中許多問題會詢問主要照顧者，因此陪同就診的人會被詢問相關的問題，包含患者得病後的判斷力、解決問題能力、參與社區事務意願等等。主要照顧者依照自己平常的觀察照實回答即可。

簡短版神經精神量表（NPI）

　　當開始詢問病患是不是有各種稀奇古怪的症狀時，就是我們在做簡短版神經精神量表。此量表是專門用於評估失智症的精神跟行為症狀。這是一大堆症狀的集合，包含有妄想、幻覺、焦慮、憂鬱、激動、睡眠障礙等等總共 12 項，分數越高表示症狀越嚴重。

妄想

　　病人有些不真實的想法，堅信有人試圖傷害他，或是偷東西；認為自己陷入危險的處境；認為有人偷東西；認為配偶有外遇；認為電視、雜誌中的人物真的在家裡面，能和他們講話或互動；認為配偶或其家人並不是本人；認為房子並不是自己的家；認為有不受歡迎的客人正住在家裡⋯⋯

幻覺

　　會聽到不存在的聲音，或是表現出聽到聲音的樣子、會和不存在的人講話、看到不存在的影像（例如人、動物、光影等）、表現出注視著不存在的影像、聞到一些別人聞不到的氣味；皮膚有特別的感覺、或其他有抓或觸摸的感覺；有不明的味覺、有些其他不尋常的感覺經驗⋯⋯

激動

拒絕配合或不讓其他人幫忙；不容易照料；是否對照顧者生氣或是抗拒洗澡？很固執，不合作，拒絕他人的幫忙；會生氣喊叫、咒罵、用力甩門、踢家具、丟東西、企圖打人或傷害他人；是否有其他攻擊或激動行為……

憂鬱

病人顯得心情不好，因為憂傷而哭泣、啜泣、憂傷或精神不濟的表現；貶抑自己或說自己是一個失敗者；說自己是一個不好的人，而且應該被懲罰；顯得沮喪，或是說自己沒有未來、自己是家人的負擔，或是說家人如果沒有他會更好；有死的念頭或是談到想自殺……

焦慮

病人在沒有明顯原因的情況下，會顯得神經質、焦慮、驚嚇；會無法放鬆或不自在；會害怕和照顧的人分開；會對準備的事感到煩惱、緊張不安、無法放鬆，過度緊繃；抱怨呼吸急促、緊張般的喘氣、抱怨因緊張而腸胃不適或心臟怦怦跳；會避免某些讓他緊張的地點或情境，例如坐在車子裡、一直黏著某人，而不和他分離；有其他焦慮的表徵……

異常高興

病人在沒有明顯原因的情況下，會顯得過度愉悅或興奮？不是指遇到朋友、獲得禮物等正常的快樂反應，而是一種持續地、不正常的好心情或是過於幽默。顯得過度亢奮或快樂，對他人不覺得的事物表現出幽默、嘲笑；會幼稚、不合宜地傻笑，或

說一些別人覺得不好笑的笑話或評論？會幼稚地惡作劇、吹牛、吹噓自己的能力或財富？

漠不關心

病人會對周遭的事情不感興趣，也沒有動機開始新的活動；無法投入和人聊天或做一些簡單的事；顯得表情呆滯或漠然、對以往的興趣失去熱忱；不太喜歡主動跟人講話，對親朋好友漠不關心？不太幫忙家事，對活動較不感興趣；相較以往，病人比較不親切或比較沒有情感表露；不主動或缺乏活動性……

言行失控

病人好像沒經過思考就有衝動的舉止，會講一些過去不曾且不適合在公開場合說的話，會做一些讓人不好意思的行為，有衝動、沒考慮到後果的舉動；與完全陌生的人交談好像很熟的樣子，會對別

人說一些他們不感興趣的話或是傷人的話；說些平時不會說的粗魯或性暗示的話；與其個性不符、過分隨便，碰觸或擁抱別人，在公開場合談論非常個人私密的事情……

易怒

病人容易動怒或容易被挑釁，情緒變化很大，異常沒耐心……這不是指當他無法做以往的事時所表現的挫折；脾氣不好、對小事情突然發脾氣；情緒變化從一端到另一端，例如前一分鐘很好，下一分鐘很生氣；會不會突然性地憤怒、沒有耐性，無法忍受事情的延遲；不明原因的暴燥不安、好辯，且難以相處。

異常行為

病人會漫無目的地在房子內反覆踱步、會重複

做一件事，例如反覆開抽屜、撿東西、繞繩……會反覆地翻找衣櫃或抽屜、反覆穿脫衣服、反覆一些活動、習慣、行為，例如按鈕控或繞繩、過度的煩躁不安，無法安靜坐著，蹦蹦跳或手指敲擊，有其他一再重複的行為……

睡眠障礙

病人是否不好睡？半夜會起來嗎？晚上會起來走來走去、穿衣服或是干擾到家人？是否會難以入眠？半夜醒來好幾次、半夜會遊走、踱步或做一些不合宜的行為？會比平日早醒，半夜醒來穿衣準備外出，好像天亮了？會半夜清醒，白天會嗜睡？是否有其他干擾家人睡眠行為問題？

飲食問題

病人食慾、體重、飲食習慣有無改變？喜歡的

食物（口味）是否有變？食慾變差？食慾增加？體重減輕？體重增加？如果體重增加，是否飲食行為有改變？例如一下子吃太多的食物？是否有口味變化，例如吃太多甜食或其他口味的食物？是否有特別的飲食行為？例如每日固定吃同樣形式的食物，或依照一定的順序飲食？是否有其他食慾或飲食的問題？

　　根據統計，大多數失智症患者都會出現至少一種的精神與行為異常，但幾乎沒有患者會出現全部 12 種症狀。當我們詢問家屬時，有許多的症狀病人可能完全沒有，甚至有家人會聽得一頭霧水。例如：

　　「病人晚上會起來走來走去、穿衣服，或是干擾到你嗎？」、「病人會漫無目的地在房子內踱步，並且反覆地翻找衣櫃或抽屜嗎？」如果對這些症狀非常陌生也請不用擔心，表示病人並沒有出現這些異常行為，只需要坦率的回答沒有即可。

　　除了有沒有症狀，還會詢問症狀的出現頻率和嚴重程度，以及對主要照顧者困擾的程度。需要注意的是嚴重程度是以「對病人日常生活的影響」做評分，症狀對病人生活干擾越多，分數越高；而對照顧者的困擾，則是症狀對家屬的干擾程度。

日常生活活動力量表（ADL）

　　日常生活活動力量表評估，是用來評估患者基本的生活能力，包含上廁所、洗澡、穿脫衣物、平地行走、上下樓梯等，分數越高表示患者的功能越好。最困難的部分，是判斷患者能否自行完成、還是需要他人協助。對於失智症患者來說，這兩者的分野常常很不清楚。

進食

☐ 10 分

自己在合理時間（約 10 秒鐘吃一口）可用筷子取食眼前的食物，若需進食輔具時，應會自行操控。

☐ 5 分

需別人幫忙穿脫輔具或只會用湯匙進食。

☐ 0 分

無法自行取食或耗費時間過長。

個人衛生

☐ 5 分

可以自行洗手、刷牙、洗臉及梳頭。

☐ 0 分

需要他人部分或完全協助。

上廁所

☐ 10 分

可自行上下馬桶、穿脫衣服、不弄髒衣服、
會自行使用衛生紙擦拭。

☐ 5 分

需要協助保持姿勢的平衡、整理衣服或用衛
生紙。

☐ 0 分

無法自己完成。

洗澡

☐ 5 分

能獨力完成 (不論是盆浴或淋浴)，不需別人
在旁。

☐ 0 分

需別人協助。

穿脫衣服

☐ 10 分

能自己穿脫衣服、鞋子，自己扣釦子、拉拉
鍊或綁鞋帶。

☐ 5 分

在別人協助下，可自己完成一半以上的動作。

☐ 0 分

不會自己做。

大便控制

☐ 10 分

不會失禁，能自行灌腸或使用塞劑。

☐ 5 分

偶爾會失禁 (每周不超過一次)，需要他人協
助使用灌腸或塞劑。

☐ 0 分

失禁，無法自己控制且需他人處理。

小便控制

☐ 10 分

能自己控制不會有失禁，或能自行使用並清潔尿套、尿袋。

☐ 5 分

偶爾會失禁，每周不超過一次；尿急，無法等待放好便盆或及時趕到廁所；需要他人協助處理尿套。

☐ 0 分

失禁，無法自己控制且需他人處理。

平地行走

☐ 15 分

使用或不使用輔具,皆可獨力行走 50 公尺以上。

☐ 10 分

需他人稍微扶持或口頭指導才能行走 50 公尺以上。

☐ 5 分

雖無法行走,但可以操作輪椅,包括轉彎、進門及接近桌子、床沿,並可推行輪椅 50 公尺以上。

☐ 0 分

完全無法自行行走,需別人幫忙推輪椅。

上下樓梯

☐ 10 分

可自行上下樓梯，可使用扶手、枴杖等輔具。

☐ 5 分

需他人協助或監督才能上下樓梯。

☐ 0 分

無法上下樓梯。

上下床或椅子

☐ 15 分

整個過程可獨力完成。

☐ 10 分

移動身體時需要稍微協助、給予提醒、安全
監督。

□5分

可以自行坐起，但從床上坐起時或移動身體時需要他人協助。

□0分

不會自己移動。

我自己的訣竅是以「動口」跟「動手」來做區分：

如果患者「只是忘記」，照顧者只需要動口提醒他就可以，那表示患者還能自行完成這些活動；如果光是動口沒用，已經需要捲起袖子親自幫忙，那就是部分的失能；如果患者完全不知道該怎麼做，只是一臉茫然的愣在現場，完全需要別人才能完成，那就是完全失能的狀態。

工具性日常生活活動能力量表（IADL)

與前面的日常生活活動力量表很像，用於評估進階的生活能力，包含打電話、上街購物、搭車、吃藥、處理財務等功能。評分較簡單，只分為失能與非失能兩種狀態。評估時會詢問每一種能力的狀況，過去與現在的差異。

上街購物

□ 3 分：獨力完成所有購物需求。

□ 2 分：獨力購買日常生活用品。

□ 1 分：每一次上街購物都需要有人陪。

□ 0 分：完全不會上街購物。

外出活動

□ 4 分：能夠自己開車、騎車。

☐ 3 分：能夠自己搭乘大眾運輸工具　。

☐ 2 分：能自己搭乘計程車，但不會搭乘大眾
　　　　運輸工具。

☐ 1 分：當有人陪同可搭計程車或大眾運輸工
　　　　具。

☐ 0 分：完全不能出門。

食物烹調

☐ 3 分：能獨力計畫、烹煮和擺設一頓適當的
　　　　飯菜。

☐ 2 分：若準備好一切佐料，會做一頓適當的
　　　　飯菜。

☐ 1 分：會將已做好的飯菜加熱。

☐ 0 分：需要別人把飯菜煮好、擺好。

家務維持

☐ 4 分：能做較繁重的家事或需偶爾家事協助，例如搬動沙發、擦地板、洗窗戶，能夠自己開車、騎車。

☐ 3 分：能做較簡單的家事，如洗碗、鋪床、疊被。

☐ 2 分：能做家事，但不能達到可被接受的整潔程度。

☐ 1 分：所有的家事都需要別人協助。

☐ 0 分：完全不會做家事。

洗衣服

☐ 2 分：自己清洗所有衣物。

☐ 1 分：只清洗小件衣物。

☐ 0 分：完全依賴他人。

使用電話的能力

☐ 3 分：獨力使用電話，含查電話簿、撥號等。

☐ 2 分：僅可撥熟悉的電話號碼。

☐ 1 分：僅會接電話，不會撥電話。

☐ 0 分：完全不會使用電話。

服用藥物

☐ 3 分：能自己負責在正確的時間服用正確的
　　　　藥物。

☐ 2 分：需要提醒或少許協助。

☐ 1 分：如果事先準備好服用的藥物份量，病
　　　　人可自行服用。

☐ 0 分：不能自己服用藥物。

處理財務能力

☐ 2 分：可以獨力處理財務 。

□ 1 分：可以處理日常的購買，但需要別人協
　　　　助與銀行往來或大宗買賣。

□ 0 分：不能處理錢財。

　　失智症是一個複雜多變且逐漸退化的疾病，每
一個病人、每個時段的狀況都不一樣，問卷的評估
結果能夠讓醫師了解病人的狀況，並且量身打造適
合的治療方式。

失智症的頭針治療
安全又有效

　　治療失智症患者最常用的就是頭皮針，幾乎每個患者都會用到。頭皮針因為有堅硬的頭骨保護，不會造成大量出血、不會傷害到重要器官、感染的風險也低；治療完成後病人即可正常活動，不會殘留痠脹或肌肉無力感覺。

　　頭皮針可以直接刺激腦部，臨床試驗證實：可以提升認知能力、維持生活能力，在動物試驗中也發現會活化腦細胞、促進腦部血液循環。且頭皮針能對不同失智分型專門取穴，如血管性失智症會加

強運動區、額顳葉失智症會以前額部的神庭和本神穴為主。

當然，頭皮針也不是完全沒有缺點，最主要的副作用就是相對於四肢穴道，頭針的疼痛感更大，有些患者不容易接受，因此我會採用逐漸增加穴位的方式，一開始先由頭頂的百會跟四神聰穴開始，慢慢增加兩側與前方穴位，用兩到三次的時間將治療穴位逐漸加入。

針對不同失智分類對應不同穴位治療

有時候家屬會問我：「為什麼我的長輩跟其他人針灸的穴位不一樣？」原因是每個病人的失智症病程與症狀不同，需要的治療也不一樣。

治療失智症最常用的穴道，就是前面提過位於頭頂的百會與四神聰穴，有提升認知能力、記憶

力、生活自理能力的效果，並且對於行走活動時的平衡維持有很好的效果。由於認知和記憶退化是失智症患者共通的問題，因此幾乎每個失智症患者都會針灸這組「百會＋四神聰穴」穴位；特別是對於典型的阿茲海默症患者，這組穴位是一定要用的。

前額的神庭穴和本神穴是鎮定安神很重要的穴位，治療失智症患者精神跟行為症狀，包含幻覺、妄想、焦慮、激動，甚至有攻擊性等症狀。對於額顳葉失智症患者情緒失控，以及中期失智症患者的異常行為，有一定的抑制效果。如果情況嚴重時，還會再加上前額的印堂穴與太陽穴。

神庭穴與本神穴

治療情緒激動的患者最常用的就是前額部的神庭穴與本神穴。神庭穴，具有鎮靜安神的效果，能夠減少患者暴躁的情緒、達到醒腦開竅的目的；同

樣在前額的還有本神穴，一樣具有鎮靜安神的效
果。臨床上我常同時在這兩個穴位針灸，來減輕失
智患者的煩躁急迫感，以及妄想和幻覺所引發的各
種躁動不安。

　　神庭穴和本神穴剛好對應到我們腦部的前額
葉，前額葉負責的是負責高階認知功能與組織、計
畫、解決問題，是形成人格重要的地方；當前額葉
的功能減弱，患者的情緒就更不容易控制。除了針
灸之外，針對比較嚴重的患者，我會在針上加入電
的刺激。電刺激可以加強針灸的效果，更有效的抑
制情緒爆發。

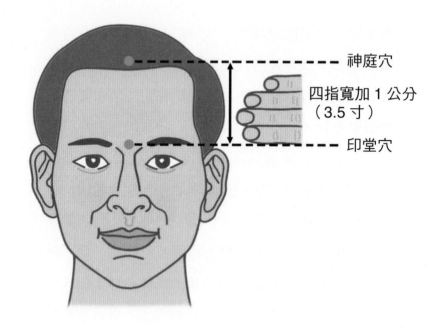

神庭穴

四指寬加 1 公分
（3.5 寸）

印堂穴

　　神庭穴位於我們的前額，神是指我們的精神、庭則指的是廳堂，古人認為此處是元神所居住廳堂，因此取名為神庭穴。

　　本神穴，意指是精神的根本所在之處；位於神庭左右兩邊各三寸，約四根指頭的位置。若沿著本

神穴再往外，找到頭側面髮線轉折處，就會到達頭
維穴。頭維穴具有治頭痛與明目的雙重效果，對於
前額的疼痛與用眼過度的痠脹緊繃有很好的效果，
除了失智症病人以外，對於長時間承擔壓力的照顧
家屬，頭維穴也是不錯的治療穴位。

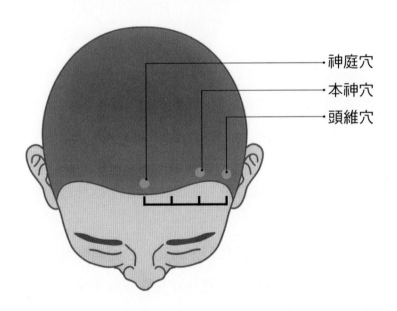

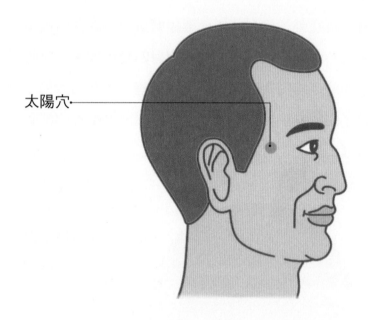

太陽穴

太陽穴在臉頰上，由眼睛往外上方延伸約一個大拇指寬度。

運動區是由頭頂往斜下方延伸出的兩條帶狀區域，正好對應到大腦皮質負責肢體運動部位，對於中風後肢體偏癱或是活動不利的患者，以及衍生出

的血管性失智症有治療效果。如果肢體偏癱的情形嚴重時，也會直接在患側肢體針灸加強。在運動區前方的位置稱為舞蹈震顫控制區，治療帕金森氏症患者的四肢不自覺顫抖、小碎步、轉身困難且身體僵硬等症狀，對於有合併失智症狀的患者，也會再配合上頭頂區域的百會與四神聰等穴位。

在頭部兩側耳朵上方，有負責聽力和語言的區域，是治療失智症患者伴隨語言障礙或聽力退化常用的穴道，特別是額顳葉失智症的患者，常在早期即出現語言能力喪失的症狀，就常針刺這些穴位治療。

動氣療法

在我的失智症特別門診，常會看到一個特別現象，許多患者頭上扎著針，由家屬陪著在中醫科走來走去，他們都在進行動氣療法。

動氣療法，是在針灸的同時配合肢體的活動，適合失智症患者的活動有兩種，一是在針灸的同時緩步行走，動作要慢、但是步輻要大且穩定。二是無法起來走的患者，就由家屬帶著，做雙手抬舉的運動。

　　動氣療法的目的，是藉由肢體的活動，帶動氣血的循環以加強針灸的效果，同時可以讓腦部保持清醒，並且給予患者做輕鬆的運動，臨床上發現配合動氣療法的治療效果更好。因此我鼓勵所有的失智症患者，都應該於針灸時盡可能配合動氣療法。

　　動氣療法的時間一般建議至少要 20 分鐘，如果病人不會太勞累的話，持續 30-40 分鐘都是可以的，如果累了可以稍微休息一下，等體力恢復再繼續進行。研究發現讓失智症患者接受充分的陽光照射，

可改善認知與活動能力，如果就診時有出太陽的話，我會特別請患者到窗邊太陽曬得到的地方運動。

當失智症進入中後期，患者的情緒會越來越難以控制，即便是親近的照護者，對他們來說也變得越來越陌生，認知和表達能力也會越來越不好，導致患者時常陷入一種恐慌的狀態。面對這樣嚴重的患者，只靠針灸效果可能不夠顯著。

面對這種病人，就會在針上加入電刺激，一般會使用較低的頻率（一般是 20Hz 左右），並且將電流慢慢增加，直到病人感覺到針刺穴位附近的皮膚有明顯跳動感為止，對於若是表達能力較差的病患，則會觀察病人的表情是否有明顯變化。

針灸治療對於改善阿茲海默症狀有幫助，在 2015 年，發表於著名期刊《醫學》的系統性文獻分析論文中，從 77 篇論文選出研究設計最佳 10 篇文章，進行統合分析，發現抗阿茲海默症西藥再加上

針灸治療，認知能力表現更好，失智症嚴重程度也能改善。有些患者對於失智症西藥反應不佳，或有比較嚴重的副作用，沒有辦法接受西藥治療，若能嘗試接受針灸，認知功能也可以獲得顯著改善。

如何讓失智症患者接受針灸

　　許多臨床研究發現，針灸可以改善失智症患者的知覺與生活自理能力，但是要讓失智症患者乖乖接受針灸治療可不是件簡單的事，一不小心就會變成一場災難。

　　失智症患者的短期記憶力很差，不管就診前跟他說過多次，一到醫院他還是忘記今天要來做什麼，對痛覺又特別敏感，一碰到就開始大呼小叫，呼天搶地的喊著家人帶他來，是要害死他、醫生都是跟壞人串通好的。有的患者比較安靜，但是針灸完就開始發呆，很快就進入夢鄉，醒來之後完全忘記自己在醫院，身上還有針，自己爬起來想要去上

廁所，才發現怎麼一動就全身痛起來，驚恐的以為
自己被綁架了。

　　針灸目的是要讓病患功能更好、不良情緒更
少。如果因為對疼痛的害怕或恐懼，更惡化患者的
情緒與被害妄想症狀，反而就得不償失。臨床上我
發現要減少患者的不安，最重要在針灸之前先跟病
人溝通說明，我都會先提醒他們說：「現在要開始針
灸囉！

　　針灸的過程也會不斷詢問：「現在會痛嗎？有沒
有哪裡不舒服？」

　　針灸結束會再跟他說：「針灸好了，休息一下不
要動喔。」

　　和失智症病人溝通時，記得講話要慢要清楚，
最好可以讓患者看到你的嘴巴動作，而且要先跟病

患打招呼，取得他的注意力再開始説話。

　　很多家屬都會覺得病人已經失智了，跟他講是白費力氣，其實根據我的經驗，即使是中重度患者，都還保有基本感知能力，先跟他預告要針灸會有點痛，即使他沒有回應你，還是可以減少病患針灸時的躁動跟抵抗。

　　針灸的部位，會由少到多循序漸進慢慢增加，先從比較不痛的頭頂開始，漸漸增加到比較痛的臉上穴位。對於真的不敢接受針灸的患者，還可以換成無痛的耳珠，利用有磁性的小珠子直接貼在穴位上，一樣會有緩解精神症狀的功效，如果家屬願意配合，回家繼續幫他在耳穴上按摩，會有更好的效果。

耳穴敷貼，無痛、有效，接受度高

　　除了針灸頭部與身體的穴位之外，耳朵穴道也可以改善失智的症狀。最常用的就是在穴位上，敷貼磁珠或王不留行的種子。

　　磁珠是透過磁性給予穴位持續的物理刺激，王不留行是中藥石竹科、麥藍菜的種子，具有活絡血行、通暢經脈的效果；體積小不具稜角，可以長時間貼在耳穴上而不會造成傷口或潰爛，不管是哪種方法，都有刺激感小，病患不易抗拒的優點。

　　中期失智症患者常常會有被害妄想症，誤認醫師是壞人想要傷害他，特別是使用針灸或給予藥物時，病患的抗拒情形往往更加嚴重，這時便是使用耳穴刺激的一個很好時機，在敷貼的過程中不會產生任何的疼痛感，敷貼完後留置在耳朵上也幾乎完全沒有感覺，在我的臨床經驗中，幾乎很少遇到病

人拒絕的情況。耳穴的敷貼部位一般是取耳神門點與心點，我也會建議家屬回家可以自行按摩。

緩和情緒、改善失眠，效果特別好

耳神門穴與心點，對於緩和情緒和幫助睡眠效果特別的好，在敷貼時醫師會先用酒精清潔並消毒穴位附近的皮膚，再小心的把貼在透氣膠布上的王不留行種子或磁珠固定在耳穴上，輕輕按壓密合即可。每貼一次可以留置兩個禮拜，時間到後由醫師取下並更換新的珠子，每次更換時醫生會檢視敷貼部位有沒有壓瘡、皮膚泛紅或潰破。

耳神門正好位於耳朵內側上方的三角形凹窩內、耳心點則位在耳朵下方凹陷處，標準的名稱叫做「耳甲腔」的正中央。另一個常用的穴位是「皮質下」點，位在心點的外下方，具有刺激腦部功能的效果。

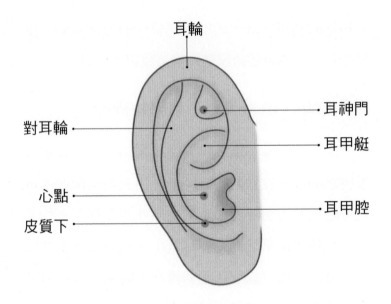

耳輪

耳神門

耳甲艇

對耳輪

心點

皮質下

耳甲腔

　　在醫師敷貼完後，可以在睡前幫患者輕輕按摩，方法是以拇指和食指對準穴位前後按壓耳朵，睡前左右各按壓各 30 次，要注意的是：

按摩時垂直按壓就好，盡量不要去搓揉患部，

一方面是搓揉時會讓固定的膠布鬆動，脫離原本的
位置；二是搓揉會讓局部充血，加深疼痛與局部潰
破的風險。

在入睡前按摩有寧心安神，幫助入睡與維持睡
眠穩定的效果。當患者情緒開始出現不穩定，或是
講話開始混亂的時候，可以幫患者按摩耳穴，能夠
緩和異常情緒的發作。

臨床研究發現，耳穴敷貼除了能減少失智症患
者的異常行為、睡眠障礙、進食困難外，同時也能
讓患者的參與復健治療或社區運動的意願更高，並
提升進食能力，治療參與度的效果在停止後依然維
持。此外，耳穴敷貼可以明顯的改善患者的焦慮和
憂鬱等情緒，可惜的是，臨床研究顯示治療效果在
停止後會慢慢消退，因此臨床上會建議需要控制情
緒問題的病人，持續的接受治療。

第三章

依照中醫分類型 量身打造的治療

從腦部受損區診斷失智症

　　一般人對失智症的印象，不脫記憶力不好、呆滯沒反應、無法生活自理等等。但其實失智症也有不同的分型，了解這些分類可以幫助醫生更精確的治療，也能讓家屬了解病人的狀況，預先做出準備。

　　依據腦部受傷的部位或原因，可以區分成下面幾類：

阿茲海默症

　　是最常見的失智症類型，約佔臨床患者的一半左右，最明顯的特徵是短期記憶力快速減弱，甚至會退化到非常誇張的程度，剛講過的話轉頭就忘

記，不管再努力試著回想，腦袋還是一片空白。也無法正確辨別所處的時間、地點以及身邊的人物。對於自己身在何處、現在是幾年幾月幾日、帶他來看病的人是誰等等，常常無法正確描述，也導致患者會有迷路、走失的可怕經歷。

路易氏體失智症

　　早期就會出現顯著的妄想與幻覺，常常很生動地描繪他看到誰從門口或窗戶走進來陪他，或是拿走家裡的東西等等，因此常常會嚇到家人，甚至會被認為是觸怒了鬼神，而被家人帶去收驚，情緒也容易因為嚴重的妄想起伏不定；另外一個特點是會有肢體的活動困難，常見的症狀有肢體僵硬、雙手無法控制地顫抖、走路不穩、步伐變小，時常莫名其妙跌倒等症狀。

路易氏體失智症，既有類似阿茲海默症的認知
功能退化，也有像帕金森氏症的僵硬抖動等肢體症
狀。因此治療時應力求同時兼顧兩者，常用的模式
為早上服用智愛湯以提升認知、下午用寧心安神飲
來緩和肢體顫抖，針灸時也需要特別加強腦部前外
側的舞蹈震顫控制區，也需要與家屬配合，確認「現
在最嚴重」的症狀，來微調治療方向。

額顳葉型的失智症

　　額葉掌管人類的理性思考，顳葉則與聽覺和語
言能力相關，當罹患失智症時，會以人格表現異
常、自我控制能力不好為主要的早期徵兆，常常會
變得性情古怪、常做出一些不合禮貌的舉動，還會
出現明顯的語言困難，特別是命名障礙，也就是知

道物品的作用，但就是無法正確說出名字。病人會
說：「那個看電視用的、打開那個機器的……」但就
是想不起來它叫「遙控器」，或指著桌上的筆說：「是
寫東西用的。」也有的病人講話都沒有問題，但是
看到字就是認不出來，這都是腦部退化造成的語言
能力減弱。

　　我在門診也遇過患者原本是成功的建築師，但
同事發現他怎麼對專業術語越來越陌生，以前信手
拈來的專業知識，現在卻要想很久才能出口，建議
家人帶他就醫後，才發現已經罹患額顳葉失智。當
非理性的異常行為帶來困擾時，抑肝散等抑制精神
症狀的藥就非常重要，針灸的穴位則以前額的神
庭、本神、太陽、印堂等一系列圍繞額葉的穴位，
以及圍在顳葉外的語言區頭皮針為主。

血管性失智症

　　顧名思義是發生在腦中風，也就是腦部血管堵塞或破裂後的失智症。病人通常也會有中風的症狀，包含單側肢體無力、走路不穩需要攙扶、吞嚥困難與咬字不清楚等。通常在中風後認知功能如記憶力、判斷力會快速下降，治療後會穩定一段時間，但如果不幸又發生中風，症狀會再惡化，因此預防二次中風，控制好血壓、血脂、血糖是非常重要的。

　　血管性失智症的根本原因，是腦血管破裂出血或阻塞不通，更深層的原因，則是血壓控制不良或動脈硬化，因此保持腦部血流的順暢、穩定，是非常重要的。前面提過的「當歸芍藥散」可以改善腦部血流量，並能夠改善認知功能；此外「補陽還五湯」，也能改善腦中風患者的動作與認知功能，對血

管性失智症的治療非常重要。

　　不過，補陽還五湯中有大劑量的補氣藥——黃耆，若服用後出現情緒激動、焦躁等精神症狀，有時必須要併用抑肝散與酸棗仁湯等抑制情緒方劑；同時針灸也需要針對中風受損的部位專門的治療，例如腦部側面的運動區、感覺區等等。

　　除了依照腦部受損區的分類外，中醫在治療時會依照病人實際表現的特點去做調整，會請家屬配合不同的照護方式。失智症患者的症狀複雜多變，即使同樣是阿茲海默症的患者，臨床症狀也有可能天差地別，一個人的個性、生活環境、職業、家庭、身體狀況、處事風格都會影響到失智症的表現，甚至有理論認為，失智後的症狀就是他一生的反映。

　　事實上，每個親身陪伴的家屬或照護者，都有比醫師更多的時間觀察患者的一舉一動，對患者的

情況有第一手的了解，醫師也常常需要家屬協助觀
察，才能量身訂做適合的治療給每位患者。

　　有別於大多數的疾病由醫療人員承擔主要的治
療責任，在失智症的治療中，家屬、照護者，扮演
的角色與提供的資訊至關重要。

　　接下來的章節中，我將依照中醫的分類，將病
人依照臨床症狀區分為氣鬱型、陽虛型、陰虛型，
以及其他型。這樣的分型有助於中醫師更精確的判
定合適的治療方藥和針灸穴位，並給家人正確的衛
教。

氣鬱型，妄想與幻覺

　　失智症許多的妄想與焦慮等症狀，其實都是來自於不安全感，這其中交織著對喪失記憶的不安、不知道自己是誰的不安、越來越多事情超脫自己掌控的不安，揮之不去的圍繞在每個失智症患者身上，因此會出現許多反抗與情緒發洩，其實不難理解。

　　以臨床上每天都會遇到的被偷妄想為例，患者會堅定的相信有人偷走他的東西，背後的原因常常是自己找不到手錶、錢包、眼鏡等東西，又想不起來自己曾經放到哪裡？最後大腦就自動把東西不見合理化成「一定是有人偷拿」，舉目所見有身邊的親

人、貼身照顧的看護，都是需為此負責的嫌疑人，因此一口咬定就是他把東西偷走的。當別人堅決否認，更助長了病人先入為主的懷疑，更加確信一定是他拿走的。這樣的事件發生過幾次後，家人會覺得患者怎麼老是這麼難以溝通，患者的不安也會更加嚴重。

設身處地的想想，如果是我們突然發現自己的手機、眼鏡、包包等重要的東西突然不見，怎麼找都找不著，而且不見的事情還天天發生，我們也會很焦慮不安。因此我會建議家屬，在開始出現被偷妄想的症狀後，每天定期跟患者一起確認身邊重要的東西，例如錢包、存摺放在哪裡，眼鏡、牙刷、假牙每天都會用到的東西放在固定的地方，病人在每次確認中，會得到安全感，對自己重要的東西還在自己的掌控範圍之內，就比較不會去疑神疑鬼，也不容易產生更嚴重的妄想跟幻覺。

　　重點是要依照「要使用」的相關性，統一集中在一個盒子裡面，例如出門需要帶的錢包、鑰匙、悠遊卡、手提袋等，統一放在玄關處。也可以讓患者有一個自己的「小金庫」，可以把銀行存摺、保險庫鑰匙、貴重的首飾，還有預備的現金放在裡面，要讓患者覺得還有可以自己支配的金錢；出門前也可以提醒他檢查皮包中是否有帶錢，這些都是可以增加安全感的方式。

　　對於手機等常弄丟的電子產品，可以預先設定一個每天固定會響的鬧鐘提示，這樣即使忘記放在哪裡，循著聲音就不怕找不到了。

中藥方劑

很多時候家屬用盡各種方法，也沒辦法消除這些妄想或幻覺症狀，就需要藥物的介入處理。中醫治療失智症患者的幻覺跟妄想有一個很常用的方劑，就是前面提到過的「抑肝散」。許多臨床試驗發現，失智症病人規律服用抑肝散之後，幻覺、妄想跟焦慮等症狀都有很明顯的改善。

柴胡類方劑

柴胡，是中醫治療精神與神經類疾病特別常用藥物，對於焦慮緊繃的情緒、減少憂鬱的情形常常會有幫助。其中又以「柴胡加龍骨牡蠣湯」最為常見，通常用於失智症患者情緒亢奮、煩躁不安，甚至是大吼大叫、情緒失控時；方中除了有柴胡之外還有龍骨跟牡蠣等藥材，具有重鎮安神的效果，能

夠讓浮躁飛揚的情緒穩定下來。

　　有些患者服用抗失智症西藥後，會有腹脹、便秘、腸胃不適等症狀，特別是纖維質攝取量比較低的患者，甚至有連續五天都不大便的案例出現，腸胃不舒服又會讓病人的精神症狀更加嚴重，這時我會開另一種方劑「大柴胡湯」，除了一樣有柴胡可以舒緩情緒外，還加入大黃、枳實等幫助排便、解除腹脹的藥物，緩解便秘的同時也能改善精神症狀。

雖然情緒亢奮，體力與精神卻很虛弱

　　有一類患者雖然情緒很亢奮靜不下來，但是整個人的體力與精神又很虛弱的，呈現中醫稱為「虛煩」的狀態，就是情緒很焦慮而靜不下來，但是真的去做事情，譬如說要整理家務、或是晾衣服等等，做沒幾下又覺得累了、就丟在一邊。但過沒幾分鐘，又開始煩躁想要做些事情，甚至是坐在椅子

上不斷的使喚別人，但是要自己動手，就覺得很累不舒服。這時就適合用另外一種柴胡類的方劑「柴胡桂枝乾薑湯」。除了上述的柴胡類方劑，臺北市立聯合醫院還針對情緒緊繃和焦慮等症狀研製了「抗憂解鬱茶」，具有養心安神、舒緩情緒症狀的效果。

　有許多家屬害怕給病患服用藥物來緩解精神症狀，一方面害怕開始吃藥就停不下來、二方面也因為患者年齡大了，已經在吃藥控制其他的慢性疾病，不希望再讓患者吃太多的藥物。當然現在也有許多非藥物療法也有成效，但仍有一些患者，是家屬與醫師用盡方法還是有嚴重症狀的；當這些精神症狀嚴重到患者會傷害他人或自己的舉動，或是嚴重到干擾照護者的日常生活，例如徹夜不睡覺、不斷的把家人吵醒、不斷的提出各種煩人的要求、不配合照護者，搞得照顧家屬身心俱疲。這時我就會比較積極的建議先用藥物與針灸合併治療，穩定一

段時間再慢慢減少藥物。

　　我在門診曾經遇過嚴重被偷妄想的患者，第一次來就在診間大聲指控女兒偷拿她房裡的私房錢，家屬說只要患者抓到機會就會四處抱怨，鄰居和親戚不了解狀況的，還會幫忙跟著罵，真的是不堪其擾，試著要幫她找也被拒絕，只能眼看著患者一直發飆，幸好在經過每周三次、連續兩個禮拜的頭部電針治療，並且配合規律的服用中西藥物後，被偷妄想發作的頻率明顯減少。

失智後對於物體的辨識能力會下降

　　對於有嚴重幻覺、老是喊著在窗外看到人，或是有人跑進家裡來的病人，特別是在晚上容易變嚴重。部分的原因是失智後對於物體的辨識能力會下降，有的人會將風吹過窗簾的光影晃動，誤認為是有人走過的影子，甚至嚴重一點會將鏡子裡自己的

倒影認作其他人，而對著鏡子說話。

　　當失智症進展到中期時，對於所在地點的空間也會漸漸失去掌握能力，就好像每天都搬到新家一樣，即使已經住了十幾年的房子，有時也會變得陌生，設身處地的想，當我們自己進到陌生的環境也會沒有安全感，也會容易杯弓蛇影的嚇自己。因此我會建議家屬：

　　如果病人有夜間幻覺嚴重情形，與其跟他爭辯窗外到底有沒有人，倒不如帶著他一起巡視一遍家裡的門窗，一起確認沒有人之後，當著他的面把門窗關好、窗簾拉上，有時患者就會比較安心，願意好好的上床睡覺，即使被害或被偷的妄想還沒有完全解除，情緒也容易緩和下來。

　　除了以行動讓病人安心，有時候直接改變環境也會有意想不到的效果。我遇過一個老奶奶，白天表現都很正常，不但講話有條有理，還特別喜歡聊天、跟親戚講電話，甚至沒辦法察覺她已經失智了。但一到晚上進去臥房裡，就開始呼喊家人，一下子說窗外有人對著她笑，一下子說有人要打開窗戶進來，一下子又說窗外有怪東西。家人原本不以為意，但是隨著頻率漸漸增加，甚至老奶奶半夜醒來以為看到鬼，驚恐喊叫吵醒全家。家人試過在睡前幫她把窗戶關好，窗簾通通拉起來，甚至在睡前帶她到陽台，確認外面真的沒有人，還讓家人陪她睡覺，老奶奶還是堅持晚上睡覺時，陽台就是有人。

　　家屬問這症狀要怎麼處理，經過反覆的討論，發現原來問題出在臥房的窗簾太薄了，一到晚上外面陽台曬的衣服影子，會透進房間裡，被老奶奶誤認為是人影；家屬恍然大悟，回家立刻把臥室換成不透光的窗簾，老奶奶的症狀也就不藥而癒了。

陽虛型，整天發呆
心不在焉

最典型的症狀就是一整天發呆、心不在焉，跟他說話也不太回應，症狀輕微一點的，還可以坐在沙發上望著電視，只是通常是「有看沒有懂」，嚴重一點的幾乎就是完全沒有反應，完全陷入自己的世界當中，或者是昏睡整日，即使叫他也是清醒一小段時間，吃個東西或上個廁所又跑回去睡了。

憂鬱情緒明顯、充滿著負面想法

這類病人通常一眼看起來就覺得心情不好、時常一副精神不濟的樣子，找他做什麼事情通常都是：「不願意、不想要、沒有興趣。」好不容易勸他

出來，也是一副很沮喪的樣子，常常說自己什麼事都做不好，是家人的負擔，也不想看醫生，甚至會有想死來減輕家人痛苦的想法。整天的生活幾乎都只是躺在床上睡覺，感覺他距離這個世界越來越遠。

　　病人常常會對周遭的事情漠不關心，好像對什麼事情都不感興趣。這一點在家庭聚會的時候特別明顯，即使家人在旁邊聊得非常愉快，他也沒辦法投入其中，而只是在旁邊表情漠然地發呆，即使是以往很有興趣的事情，例如打牌、唱歌、跳舞……也會漸漸失去熱忱。患者通常不太喜歡主動跟人講話、不願意跟親朋好友社交，也不太願意幫忙做家事。以至於親友常常覺得他變得比較不親切，沒有情感表露，甚至整天都露出一種淡漠的表情。這類的患者五官感覺明顯的下降，外界的東西對他們來講變得模糊不清，反應也會變得遲鈍。

陽虛型患者的食慾通常都不好、吃得不多，身體也日漸消瘦。原因很多，有的是因為運動量少、熱量的消耗少，所以沒什麼胃口。由於整天都不動、也不吃東西，這類的患者通常越來越瘦弱，肌肉萎縮無力後就更加不想動，形成不斷惡化的循環。

　　因為整天都在睡覺，病人時間感變得很薄弱，不知道什麼時候要吃飯，也不知道今天是何年何月。或因為跟外界抽離，即使坐在餐桌前也不知道眼前的東西是食物，甚至有時在餐廳坐了半天，也不知道自己身在何處？當然也就不會動餐具開始用餐。即使是家人餵，也是一副跟自己無關的樣子，對眼前的食物毫無反應。即使勉強張開嘴巴吃進去了，也常常是放在口中一直嚼，忘記要吞下去。

　　陽虛型的患者發展到嚴重時，身體的重要機能

也會漸漸地喪失，通常容易合併心臟的問題，例如心臟衰弱、心率過慢或是心律不整，導致心臟的輸出功率過低，沒辦法正常的維持血壓，就會出現血壓過低、雙腳水腫，甚至肺部水腫而頻頻咳嗽，無法平躺等症狀。如果本來就有心血管問題的患者如心肌梗塞、多次中風的患者，也容易演變為陽氣虛的類型。

中醫的治療

陽虛型的患者，中醫最主要的治療策略就是「補養陽氣」，包括人參、黃耆、附子、肉桂等大補陽氣的藥物都是常用的。

麻黃附子細辛湯

對於比較嚴重的患者，我也會配合中藥「麻黃附子細辛湯」治療，用來治療病人陽氣虛弱，有明

顯的體力衰弱，四肢冰涼、疲倦、整天只想賴在床
上睡覺的患者。

　　服用中藥「智愛湯」，合併「麻黃附子細辛湯」，
可以減緩失智症患者的憂鬱及冷漠症狀，並且能改
善日常活動能力。我在臨床上也常給病人使用。

　　麻黃附子細辛湯方中，麻黃辛溫表散寒邪、配
合附子大熱溫陽以提振陽氣；再輔以細辛通溫表裡
上下，協助陽氣通行全身，並能緩解頭部與四肢因
為寒邪痹鬱引起的疼痛。後世漸漸有醫師將麻黃附
子細辛湯用於減少憂鬱、提振精神、減少嗜睡與頭
部重痛。機轉可能因為細辛味辛性溫，有通經開竅
作用，可以開胸中滯氣，通頭面諸竅，疏通閉鬱的
陽氣；配合附子強心助陽，使陽氣得以上養清竅，

精神得以振奮。

臺北市立聯合醫院的研究團隊，2016年發表研究論文在國內首屈一指的中醫雜誌《中醫藥研究論叢》，指出麻黃附子細心湯加上智愛湯，可以有效的緩解失智症病人的憂鬱、冷漠、無精打采等症狀。

真武湯

失智患者在冬天寒冷且日照較短時，特別容易出現陽氣虛損的情形，倦怠懶言、不願意出門的情形會變得更加嚴重。特別是有心臟病史的病人，也會併發雙腳水腫、血壓降低、容易喘等症狀，這時常常會使用中藥複方「真武湯」來治療，除了一樣有強心助陽的附子作為主藥，更加上茯苓與白朮等祛除濕氣消除水腫的中藥，幫助消除雙腳與身體內累積的水分。

治療這類患者，很重要的是下針時要加上艾

灸，有很好的補養陽氣的效果。前面提過的「動氣療法」也一定要同步進行。每到冬天我的診間總是特別安靜，大部分病人針灸完後都會坐著不想起來，這時候就會看到家屬一個一個半哄半拉的讓長輩開始起來活動，幸好通常會越走越有力，隨著身體活動，精神也變好起來，精神好了也就更容易動，形成良好的正向循環。

　　由於麻黃附子細辛湯與真武湯的藥力很強，對於身體很虛弱或吸收能力不好的患者可能太過猛烈，這時我還會用到著名的補養方劑「人參養榮湯」。

人參養榮湯

　　可能大部分的人沒有聽過，但如果講起它的姊妹方──十全大補湯，就幾乎無人不知無人不曉了。人參養榮湯跟十全大補湯一樣，都是由補氣的四君子湯（人參、白朮、茯苓、甘草）跟補血的四

物湯（當歸、熟地、川芎、白芍）所組成，再加上補陽的肉桂和補氣的黃耆。但是人參養榮湯適用於虛弱且腸胃功能不好的病人，因此拿掉了活血的川芎，再加上調整腸胃的陳皮、寧心安神的遠志和收斂心氣的五味子。

　　人參養榮湯特別適用於氣血兩虛、身體瘦弱、精神萎靡、飲食量少且吸收不佳的患者。有許多長輩年輕時努力為了家庭跟事業打拚，忘了要好好照顧自己的身體，以至於營養不足又長期處於高強度的勞動之下，長久下來身體不堪操勞負荷，就容易出現這些氣血兩虛的症狀。因此我常會用人參養榮湯長期調養，幫助他們恢復體力與精神的狀況。

　　2017 年，日本的研究團隊於《老年精神醫學雜誌》(Psychogeriatrics) 發表論文指出：合併服用人參養榮湯與抗失智症西藥愛憶欣，不但能提升病人的認知功能，並且可以顯著的改善失智患者的憂鬱

問題。

怎麼照顧病人

因為陽虛的患者跟外界的聯繫越來越少，反應也變得更加緩慢，因此在中度到末期失智的病人，會漸漸變得冷漠，對旁人說的話沒有反應，也不太願意跟人交談，陷入自己的世界當中，或是窩在沙發上看電視，久了家人也放棄跟他溝通，於是患者跟旁人的聯繫又變得更少，如此反覆惡性循環，特別是在冬天陽光少又濕又冷，一般人都會變得慵懶不想出門，何況是失智的患者。大部分陽虛的患者在冬天時都會變得更加衰弱，這也是每一年度的難關，需要照護者跟醫生共同努力，才能安然度過。

門診有一位中度失智的老太太，平常時精神就已經不太好，雖然很有禮貌但是不太搭理人，講話也總是很簡短的幾個字，是典型的陽虛型患者，但

是有一次冬天她走進診間時，臉上卻掛著笑容，精
神也變得很好。我問她的女兒：「怎麼今天狀況特別
好？最近有發生什麼特別的事情嗎？」才知道住家
附近的社區照護據點有舉辦冬至湯圓活動，平常惜
字如金的老太太到那邊卻如魚得水，分麵團、搓湯
圓都得心應手，還會招呼其他人，讓家人大感驚
喜。原來以前老太太都會在冬至時親自準備湯圓，
這個活動勾起了塵封的回憶，也喚起了參與的熱情。

　　只要是氣象預報會出太陽的日子，我一定會提
前叮嚀家屬要帶患者出門走走，就算真的不想出
去，也要把窗簾通通拉開，讓患者曬曬太陽，陽光
是大自然賜予我們的天然抗憂鬱藥，一定要好好善
加利用。

陰虛型，疑惑恐懼又黏人

　　疑惑又焦慮，是陰虛型患者最主要的特徵，看起來總是非常的困惑、恐懼，在不熟悉的地方如醫院診間，常常露出驚慌的表情，會一直問：「來這裡要做什麼？為什麼要帶我來這裡？」常常會緊緊的抓住陪伴的家屬，非常害怕跟他分開，不願意他離開自己的視線。在進行針灸治療時反應通常非常敏感，有時只是拿棉花棒沾酒精消毒，一碰到他就開始大聲尖叫：「好痛啊、痛死人了！在做什麼那麼痛啊？」搞得家屬跟醫生都緊張，但其實根本就還沒開始針灸。

　　即使在沒有明顯原因的情況下，病人也會顯得

非常神經質、焦慮、很容易受到驚嚇，隨時處在很緊繃狀態無法放鬆，甚至是在自己家中也顯得不太自在。心理的緊繃嚴重時會影響到身體，會抱怨呼吸急促、腸胃絞痛或脹氣，或感覺到心臟噗通噗通地跳。患者會拒絕離開家裡到其他地方，但是陽虛型患者通常是因為沒興趣或是覺得很無聊而不想去，這類疑惑又焦慮型患者，則是因為害怕與恐懼而拒絕踏出家門。

　　陰虛型的患者大部分都有失眠的問題，通常是表現為不容易入眠、容易半夜醒來以及作惡夢等等，常常看到患者一躺上床就開始胡思亂想，在床上翻來覆去、越躺越睡不著，好不容易睡著了，又一下子就自己醒來，這一醒來又要翻幾個小時才能模模糊糊地睡著，整個晚上就在反覆的胡思亂想跟嘗試著入睡中度過。有時候也會半夜起來做一些重複性的動作，像是打開電視又關起來、或是換衣服

又脫下來等等，或是四處踱步在家裡走來走去，甚至開門出去附近遊走。

患者另一個特徵就是喜歡黏人，會不斷緊緊的跟在熟悉的家人身邊，只要家人稍微離開視線，即使只是去上個廁所、或是到陽台去收東西，患者也會表現出極度的恐慌。更不用說是來看診，這類患者通常需要很長的時間才會對門診的環境放下戒心，醫護人員也需要更多的時間建立互信關係。這樣的患者大多對針灸治療非常恐懼，常常一進診間就開始嘟囔著：　我不敢針灸、我不要針、好痛啊！

治療從按摩先開始

由於患者對於針灸的接受度不高，因此治療這類病人我都從按摩先開始。除了頭部的穴位以外，我還會加上手腕上的「靈神四穴」。

◎ 靈神四穴：神門、陰郄、通里、靈道

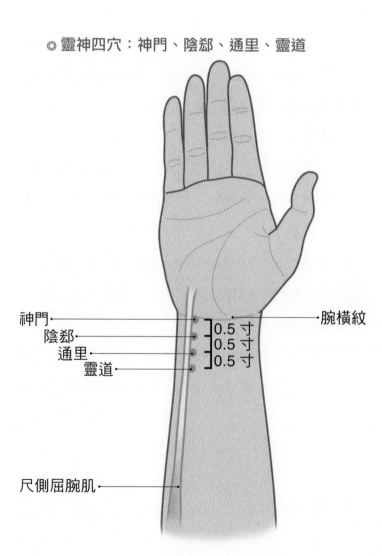

神門・

陰郄・

通里・

靈道・

尺側屈腕肌・

腕橫紋

0.5 寸
0.5 寸
0.5 寸

　　中醫的經絡「心經」，除了可以用來治療「心臟」疾病外，對於「心情」、「心神」等精神層面的疾病，也有很好的治療效果。屬於心的經脈一共只有九個穴位，而在手腕上短短的一小段距離就分布著四個穴位：靈道、通里、陰郄、神門。這四個穴都有寧心安神效果，能夠緩和失智患者的嚴重恐慌、心神不寧、悸動不安。這四個穴位剛好都在手腕上方，彼此靠得很近，常常我幫病人把脈完，就順勢握住他的手，輕輕的按摩這幾個穴位，讓病人緊繃的情緒慢慢地緩和下來。

　　有的病人可以順勢接受針灸治療，如果還是不願意，我會請家屬在家裡每天幫他按摩神門穴以及內關穴。

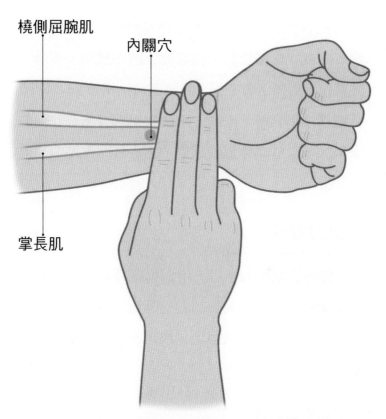

橈側屈腕肌

內關穴

掌長肌

　　神門穴位在手腕的內側面，在手掌與手腕的交

界處上，靠近小指頭的那一側；內關穴則是在手腕

內側中央，由手掌與手腕交界處的腕橫紋，往手肘

的方向移動三個指幅、食指中指無名指併攏的寬
度，兩個穴位都位於手腕肌腱上的凹槽中，按摩方
式都是用拇指沿著手腕上的肌腱前後揉按 30 次，或
持續揉按 1 分鐘。按摩這兩個穴道都有寧心安神的
效果，可以解除恐慌的感覺，讓患者的害怕情緒得
以舒緩。

中藥的處方

　　針對陰虛型的患者，中醫師還會依照病人的情
況給予酸棗仁湯、天王補心丹等養陰安神的方劑，
幫助病人恢復情緒的穩定，或是炙甘草湯加龍骨牡
蠣湯。

天王補心丹

　　是中醫治療健忘與失眠很重要的方劑，之所以
稱作天王補心丹，就是因為傳說中是佛教的護法神

毘沙門天王，因為憐憫佛寺中的僧人日夜誦經心力交瘁，因而賜下藥方幫助他們增強記憶、安定心神。

天王補心丹中有酸棗仁、遠志、柏子仁養心神；當歸、丹參、玄參生心血。並且有生地、天門冬、麥門冬滋養陰液。對於陰虛型失智患者的心神不寧、記憶減退、睡臥不安有不錯的效果。我在臨床使用還有一個訣竅，就是容易口乾舌燥和口腔黏膜潰瘍的患者，使用起來效果更好，因為這些症狀都顯示了患者屬於陰虛型，對症下藥效果更加顯著。

炙甘草湯加龍骨牡蠣

有一個患者，除了明顯的妄想外，還有很嚴重的恐懼感，非常退縮不願意出門，每次來看診都會緊緊的抓著先生的手，問診也不太願意回話，把脈時一碰手就縮回來，眼神中總是流露出深深的恐懼感。在服用炙甘草湯加龍骨牡湯兩周後，妄想跟極

度恐懼已經大幅緩解，可以好好的接受診療。

甘麥大棗湯

除了這兩種複方之外，聯合醫院也推出適合這類患者的寧心安神飲，使用中醫著名的緩解焦慮名方「甘麥大棗湯」，這個方劑雖然只有甘草、浮小麥、大棗三種藥劑，但是卻有很好的養心寧神效果，再加上安神定志的遠志。具有緩和情緒、養心安神的效果。對於容易受到驚嚇、不安的患者有一定的療效。

陰虛患者最大的特點就是明顯的不安感，這種不安的來源常常是「定向感」的消失。

定向感，是我們對於所處的時間、地點、接觸的人、事、物的掌控能力。生活中其實無時無刻不

依賴定向感，讓我們理解現在是在什麼位置、面對
的是誰、時間是什麼時候，對人事地時物的掌握，
讓我們可以正確的跟他人互動，不會有失禮或古怪
的行為。而隨著失智症造成的腦部退化，定向感會
逐漸喪失，最早開始出現問題的通常是時間，隨著
病程進展，空間跟人物定向感都會變差。

　　例如常常有患者來診間卻不知道身處哪間醫
院，也不知道今天是要來看醫生，甚至我還遇到一
位病人，以為我是以前研究室的同事，只因我也穿
著一樣白色的長外套，而不停跟我討論工作上的事
情。病人常會發生時間錯亂，把傍晚當作清晨，而
吵著要出門，或是深夜起來，突然很堅持要準備去
上班等等。

　　失去定向感，不只會讓家屬跟患者覺得難堪，
更會讓患者有嚴重的不安全感，好像跟這個世界越

來越脫節，會有更多錯亂的情形產生，照顧者也會覺得病患越來越難溝通。設想你自己是病人，當你一覺醒來卻不知道自己身在何年何月，眼前的一切又顯得非常陌生，一定也會非常害怕，而陰虛病人的恐懼情況又會更加嚴重。因此幫助病人維持定向感，常能有效的緩解病人不安的感覺。

維持定向感的小技巧

除了吃藥之外，最重要的方法就是頻繁的提醒病人現在的時間跟地點！

例如每次我看診時，一定會跟患者說早安或午安，用意在增加時間的定向感；做每一個治療動作前，一定會跟患者說：「我現在要針灸囉！」、「要把脈囉！」建立患者對現在進行診療這件事的定向感。

遇到節日或放假日更是要提早跟他說，並主動的跟他討論該節日特別的活動。例如端午節就問：

「吃過粽子了嗎？」春節期間問他：「過年有沒有發紅包呀？有沒有打麻將啊？」周間則問：「上禮拜放假有沒有出去玩啊？」

我會建議家屬在家中一定要放日曆跟時鐘，日曆最好是一天一張的，家屬帶著患者每天撕下一張，順便提醒今天是幾月幾號，如果患者願意複誦一遍更好，時鐘字體越大越清楚越好，可以在家中不同房間多掛幾個，如果患者看指針的時鐘已經有問題，那可以換成數字顯示的時鐘。特別要注意的是：

有些家屬會想要藉由考試來提升患者的定向感，在門診常常看到家屬在就診區不斷的考患者，今天是禮拜幾？幾月幾號？農曆又是幾號？這邊是幾樓？我們在什麼醫院等等。但這些問題常常不僅

沒有達到訓練的效果，有時候反而會有激怒患者的反效果。

　　即使是失智症患者，也是能清楚感覺到別人測試時那種不信任的感覺，還是會因為答不出來而有挫折感，甚至惱羞成怒。我常叮囑家屬和照顧者，要以提醒和協助取代考試和指責，在臨床上除非是專業的測試，我也總是會提醒自己不要測試病人。

　　盡量維持每天規律的生活，如果有固定的運動時間更好，一下子忘記也沒關係，輕聲提醒病患每天這個時候都會做什麼事情即可。唯一要小心注意的是，不要用考試的態度來詢問病人，他們答不出來時往往會惱羞成怒，或隨便亂掰答案，反而更容易陷入混亂當中。

　　我很鼓勵家屬盡量維持固定的看診頻率，如果可以一個禮拜來做 2-3 次的針灸頻率，治療效果會

最佳。有好幾個病人，原本已經不太能分辨今天禮拜幾、是假日或是平日，在經過幾個月的規律針灸治療後，都能夠主動的告訴家屬：「今天是禮拜幾要去看醫生。」甚至有一些患者可以由家人帶到醫院後，自行找到中醫科的診療室。一開始家屬都很害怕會不會走丟，不放心的偷偷跟在後面，發現患者真的可以找到正確的位置，可見即使失智了，並不是完全喪失記憶新事物的能力。

　　透過耐心的誘導與正確的治療，患者仍然可以維持對時間與地點的感知能力。除了中醫治療，我也很鼓勵家屬定期帶患者參與瑞智學堂或日間照護據點的課程，特別是固定時間參與，不但能提升患者的定向感與認知能力，更常常變成患者最期待的娛樂活動。

避免噪音干擾

　　相較於一般人，失智症患者對於噪音的忍受性會更弱，比較大的講話聲、汽車經過的呼嘯聲、施工的震動聲，都會讓病人感到非常吵雜，並且容易覺得疲倦、易怒，注意力、思考能力也會跟著下降；若是本來就有耳鳴的患者，情況通常會更糟。因此，當患者狀況不好時，不需要勉強他外出，讓他待在安靜的房間中看看書或聆聽輕柔的音樂，能讓患者保持平靜。如果有宗教信仰，念佛經或讀聖經也是不錯的方法。

其他類型失智症患者的治療

　　有些失智患者會做出一些讓人覺得古怪的異常行為，例如不斷的反覆做同一個動作、反覆地把抽屜打開又關起來、把鈕釦解開又扣回來、把繩子繞好又解開，或是把衣櫃裡面的衣服通通翻出來，把櫥櫃裡的碗盤通通拿出來，不過通常都就沒辦法好好地再放回去。常常不到一個小時就可以把全家搞得亂七八糟，就算好不容易安安靜靜的坐著，手也會閒不下來，常常會不由自主的彈手指、敲擊桌面發出聲音等等。在診間則是會一直重複的按呼叫鈴，或是一直重複的問家屬：　好了嗎？

　　有時病人也會蒐集一些奇怪的東西，例如是把舊

報紙和信箱裡面的廣告紙小心翼翼的收起來，嚴重一點會把用過的衛生紙藏起來，甚至吃不完的飯菜都會藏在房間裡面。問他為什麼他也不說，有時候會搞得房間髒臭不堪，家人幫他拿去丟掉還會生氣。

有的人不只會蒐集，甚至抓到東西就放進嘴裡，我在臨床上也有遇過患者生病後，自行大量購買中藥來吃，即使是很苦的藥材如黃連、苦參也照吃不誤，甚至是一般人看了就害怕的全蠍、蜈蚣也買了一堆回家來吃。

這類患者有時候也會抱怨身體有異物感，不是像幻覺這樣有明顯的看到、聽到、摸到的感覺，比較是身體周邊癢癢怪怪的。臨床比較常遇到的有：喉嚨卡卡有東西、有時也覺得咳幾聲會比較舒服，但是也沒有痰，去耳鼻喉科檢查也常常是正常的。另外就是眼睛乾澀、不夠濕潤，合併有異物感；或是身體常常這裡癢、那裡也癢，整天到處抓，但是

看皮膚科也找不到特殊的原因。

　　患者的情緒也會異常，這類型的患者不像是典型的氣鬱型患者總是很生氣，或是陽虛型病人總是很憂鬱；也不像陰虛型病人，總是很緊張焦慮。這些患者表現出來的，常常是不經腦袋的失控舉動，例如不分場合的嘲笑別人、過度坦率的指出別人的缺點。

　　例如我遇過病人，會直接問體型魁梧的醫療人員說：「你怎麼胖成這樣啊？」或直接講粗魯言辭、或罵髒話。有時候則是不分親疏的擁抱別人，或做出過度親暱的舉動。有時患者會呈現過度的快樂，例如在診間突然高聲大笑、或是講了一個自以為幽默的笑話而不斷地傻笑，也可能是將別人說的話，誤解為是在開玩笑。

　　有人表現出來是特別喜歡吹牛，吹噓自己有多少錢、有多少房地產，或是自己認識哪些大官。常常搞得家屬難堪又尷尬，但是患者卻一點都不覺得

有什麼不妥。這些症狀臨床上並不常見，但是一旦出現往往不容易處理。

　　這類患者單獨使用前面提到的抑肝散或鉤藤散效果並不好，還需要再加入石菖蒲、鬱金等具有特殊味道的藥物。這些藥物在中醫有個很特殊的名稱，叫做「開竅藥」，指的是這些藥物特別能治療神智不清、昏沉迷糊，或是有異常的五官感覺。

牛黃清心丸

　　針對失智患者的特殊感覺、奇怪的動作與異常行為，當症狀特別難以控制時，我還會使用另一個方劑「牛黃清心丸」。具有鎮靜情緒、安定心神、減輕異常感覺的效果，是其他方劑都無效時可以考慮的二線藥物。除了失智症患者，認知失調或躁鬱症患者，在出現精神恍惚、神智不清狀況時也會使用「牛黃清心丸」治療。

　　這類患者的針灸治療，一般需要比較疼痛的穴位，包含人中穴（上嘴唇與鼻子中間的凹陷處）、承漿穴（下嘴唇到下巴間的凹陷處）、大陵穴（手腕的中間）等，這些穴道刺激感強，對於異常情緒的抑制效果比較好，但由於很痛，不一定能承受扎針完後留針，有時也會用點刺法，或針刺後立刻拔出來減少疼痛感。

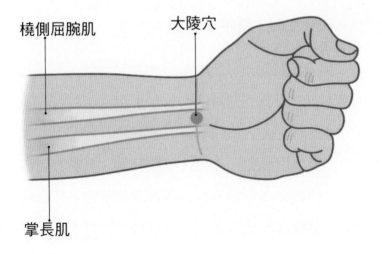

橈側屈腕肌　　　　大陵穴

掌長肌

了解正負向症狀，調整藥物更精準

　　前面介紹了依照疾病不同階段、腦部不同區域，以及中醫不同症型的分類治療，但即使了解了這些，還是要根據每個患者就診當下的症狀來決定內容，因為患者的表現是動態的，每次就診的狀況都會有所不同，治療也要做出相應的調整，常見的微調方法，是依照精神症狀的正負向來決定。

失智症的「精神症狀」

　　失智症狀可以分為認知狀與精神症狀，其中精神症狀又可分為下列兩種：

● 負向症狀

　　表現出憂鬱、冷漠、不願互動、沉默寡言、缺乏動力等等，有自我封閉的傾向。適合使用麻黃附子細辛湯、真武湯、四君子湯等等

來讓患者變得更有活力。針刺穴位時也會加上艾灸來提振精神。

● 正向症狀

表現為易怒、焦慮、患聽、口出惡言、抗拒治療等等，適合使用抑肝散、大柴胡湯、柴胡加龍骨牡蠣湯、抗憂解鬱茶、寧心安神飲來抑制過度亢奮的症狀。針灸則會加強神庭、本神、太陽穴等有抑制過度亢奮情緒的穴位。

當精神症狀穩定下來時，則可以專心加強認知功能，可以給的方藥包含智愛湯、鉤藤散等等。針灸穴位則重點加強百會、四神聰等，增加認知功能的穴位。

第四章

失智症患者的飲食照顧

善用「調味料的藥性」作飲食保養

中藥跟食物的關係非常密切，古代有「藥食同源」的說法，現代也有許多食補的方法，可惜失智患者年齡大部分都是高齡長輩，腸胃功能較無法承受每天大量進補，但是善用廚房裡面的香料，也能夠達到很好的食補功效。

肉桂粉

生活中其實有很多香料同時也是中藥，好吃同時也可以保持身體健康，例如常用的肉桂粉，就有溫通血脈的效果，對於冬天容易四肢冰冷，手腳關節蒼白疼痛的效果很好，也能夠促進食慾，增加胃

腸的消化能力。在中藥經典中，肉桂的性味辛甘熱，能進入心、肝、脾、腎等經絡，有良好的培養體內元氣、溫暖經脈四肢效果。特別是對於身體虛弱氣血不足者，在飲食或湯品中少量加入肉桂，能助長氣血生長。

補足蛋白質，才有體力跟肌力

對失智症患者飲食來說，蛋白質的補充一定要足夠，蛋白質是維持身體運作的必需品，也是肌肉的主要成分，如果蛋白質攝取不足，不但人會沒有精神，體力下降，也會越來越衰弱消瘦。有許多家屬來跟我說病患怎麼都不講話，叫他也不搭理，整天都躺在床上不肯起來，一問才知道原來患者牙齒不好，每餐都只願意吃稀飯，營養不良當然沒有體力，在我的建議下改善飲食後精神就恢復許多。

蛋白質最主要的來源，是雞蛋、牛奶、魚類跟

肉類，其中魚肉是很適合失智患者的食材，魚肉質
地軟，容易咀嚼好吞嚥，而且適合各種料理方式，
但是一定要先把魚刺挑出來，也盡量用鱈魚、鮭
魚、鮪魚等魚刺較少較容易處理的魚類，如果患者
喜歡吃生魚片，在失智後一樣可以享受，但生魚片
較煮熟的魚來得更韌一點，太大塊會比較不容易
吞，可以請師父切小一點，薄一點，避免噎到。

　　肉類可以選用豬肉或雞肉，但是肉質相對於魚
肉較硬，可以切薄片或是用燉煮的方式讓肉質變軟
好咀嚼。牛肉則是很好的補充鐵質跟蛋白質來源，
但記得要挑選軟嫩沒有筋的部位，若患者拒絕也不
用勉強。吃素的患者也一定要補充足夠的雞蛋和牛
奶，純素者可以多喝豆漿吃豆腐，也可以多吃素的
火腿片來換換口味。蒸蛋、炒蛋、雞蛋做的布丁、
嫩豆腐、濃稠的奶昔也是很好的來源，既軟嫩適合
牙齒不好的患者，也富含豐富的營養。

　　台灣有許多傳統美食可以作為補充蛋白質的來源，例如夜市常出現蚵仔煎就包含海鮮和蛋類，而且也柔軟適合牙齒不好的人。南部常作為早餐的虱目魚湯也是很好的蛋白質來源，北部有時候也會用其他鮮魚代替，在家中也可以買處理好的魚回來自己煮湯，加點薑絲、滴幾滴麻油，味道就很好。這些都是長輩熟悉的蛋白質來源，通常接受度也比較高。

　　失智症患者因為食慾下降，導致的營養缺乏是全面性的，常常澱粉、蛋白質、脂肪的攝取也會缺乏，若只有補充綜合維他命是不夠的。

　　要攝取足夠的熱量、蛋白質及其他營養素，豆類、魚、肉、蛋等等的蛋白質來源，一天建議至少要吃一個手掌大小、一公分厚；女性的手掌大小約

3 份、男性的手掌大小約 4 份，可以的話吃到 8 份；
也可以用牛奶來代替（一杯 250cc 的牛奶，約等於
1 份肉類提供的蛋白質）。

喝補湯更要吃肉

許多家屬會想要燉湯給患者補一下，我會特別
強調除了喝湯之外也要記得吃肉，可以把肉切小塊
或撕成肉條，或久燉直到肉質變軟為止，雖然燉湯
可以喝到很多精華，但是肉類中的蛋白質才是最豐
富的。煮湯的方式也可以補充蛋白質以外的營養，
只要多選用可以久煮的食材，例如蘿蔔、山藥、芋
頭等根莖類都是適合久煮的食材，香菇與杏鮑菇、
豆腐等食材也很適合煮湯，但是一定要先剪成合適
的小塊再舀給患者以免吃的時候不小心噎到。

吃蔬菜的竅門

青菜如果久煮常常會變色，且其中的維生素容易被破壞，因此建議先把太硬的菜梗切掉，只剩下柔軟的葉子後，在上桌前加入湯中燙熟即可。但要注意的是有些牙齒接近掉光的患者，或是剛裝上假牙還是很不習慣的患者，只吃葉子反而會因為嚼不爛而排斥，這時候可以試試看加一點不那麼硬的菜梗進去，比較好咀嚼。

山楂

對於消化肉類食物比較困難的患者，我通常都會建議家屬可以讓他們少量的吃一些山楂，山楂味道酸甜是非常好的保健腸胃藥材，能促進胃酸與消化酶的分泌，讓肉食更容易消化。

特別是台灣人過節吃的飲食越來越油膩，不論

是過年到大飯店吃 Buffet、中秋節在家裡烤肉，或是冬至吃羊肉爐進補等等，很容易吃下過量的油膩肉食，而出現腹部飽脹、頻頻打飽嗝，甚至噁心反胃等症狀，山楂都會有很好的效果，能夠減輕腸胃道脹滿的症狀。《本草綱目》所記載：「凡脾弱食物不克化，胸腹酸刺脹悶者，於每食後嚼二、三枚、絕佳。」

市面上可以買到的山楂產品很多，最方便大家也最熟悉的是粉紅色的山楂餅，小時候大家多少都吃過這種酸味的零食；山楂果的乾燥切片也很容易可以買到，以 70 公克山楂果放入 500cc 的水中煮沸，再加入紅糖調味即可變成酸甜的山楂飲，飯後喝一小杯可以幫助消化、減少油膩。要注意的是山楂不可以一次吃太多，否則反而會降低食慾，其實任何藥材都是淺嚐即可，太多常常會有反作用。

山藥

　　山藥是很適合失智患者的食補材料，一方面質地鬆軟，即使是牙齒不好的人也好吃好吸收，適合當作主食或煮湯；二方面營養豐富，能提供充足的養分和營養素。

　　《本草綱目》中記載山藥能「益腎氣、健脾胃、止瀉痢」。對於身體虛弱、腸胃功能不佳，容易軟便甚至慢性腹瀉的患者，我常常會建議家屬一個禮拜可以煮 3 次左右的山藥。山藥也有止瀉的功效，因此原本就有便秘的患者，也不建議多吃。

　　服用山藥需要注意，山藥皮和肉含有的黏液質裡，有豐富的生物鹼，對咽喉和食道容易造成刺激，若是本來就吞嚥功能不好，或是容易嗆咳的患

者，就應該避免生吃。

芡實

跟山藥常搭配的另一項食材就是芡實，芡實是
睡蓮的種子，作用也是強健腸胃、收澀止瀉。對於
消化吸收不良，大便稀軟的患者，有很好的幫助；
同時也有減輕頻尿的效果，對於小便次數頻繁，甚
至不到一個小時就要上廁所的患者，能有效的延長
需要上廁所的時間。

少加鹽，添新味

色、香、味永遠是打開胃口的三要素，但隨著
失智症患者的味覺與嗅覺退化，很多食物吃起來都
沒有以前一樣好的滋味，索然無味下自然就興趣缺
缺，當然也不建議因為怕沒有味道就加很多鹽和味

素，這樣反而對患者的身體更不好。

　　建議可以多煮一些羹湯或醬汁比較多的食物，例如咖哩或青醬等，拌飯或麵都很好吃，而且可以讓每一口食物都沾到醬汁而有味道。咖哩中的主要成分薑黃也是很好的失智保健食品，能夠對抗體內的氧化自由基，青醬所使用的甜羅勒跟台灣人使用的九層塔是親緣接近的食用植物，味道也非常相近，除了失智患者接受度高之外，也有助於保持腸道健康。多使用這些隨手可拿到的香料，不但可以促進食慾，也能讓餐桌變得更多采多姿。

小茴香

　　燒烤常加入的小茴香，一樣有促進腸胃蠕動的效果。小茴香的性味辛溫，能夠溫散寒邪、調理腸胃氣機，中醫常用於緩解腹部的疼痛，包括脾胃虛寒引起的腹脹腹痛、消化不良，以及下腹部或鼠蹊

部的疼痛。

　　隨著季節也可以選用不同的調味料，在冬天的
時候可以加一些薑片、大蒜、豆蔻在湯中，可以讓
身體暖和起來，也有促進腸胃消化功能的功效；春
夏交接的時候天氣容易濕熱，可以加入香茅、薄荷
等等芳香的藥材，可以促進食慾又能讓悶熱的感覺
變輕鬆，如果想換換口味，試著在煮湯的時候加一
兩片月桂葉，或是加一點陳皮在料理中，有時都會
有意想不到的效果。

薑黃怎麼吃

　　近年來有許多家屬看到薑黃的實驗療效，問應
不應該給病人吃，以及要怎麼吃才會有最好的效
果。薑黃除了是餐桌上常見的佐料，其實也是很好
用的中藥材，薑黃的性味辛苦且偏於溫性，具有不
錯的活絡血氣、通暢經脈的效果，對於四肢與腹部

的疼痛有緩解的效果，我常會用薑黃來緩解四肢關節退化所產生的疼痛與僵硬。

薑黃素在動物實驗中被發現可以減少腦部 β 澱粉樣蛋白的累積，甚至比正常飲食的老鼠少了 40% 之多，而腦部 β 澱粉樣蛋白堆積會殺死腦細胞，是引起阿茲海默症的主要原因。不只如此，薑黃素搭配維生素 D 甚至有刺激免疫系統清除已經堆積的 β 澱粉樣蛋白功效。

最好攝取薑黃素的方式就是吃咖哩

而不是直接服用薑黃素，目前人體試驗發現，有效的其實是吃咖哩而不是單純服用薑黃素。2001 年發表在《美國神經醫學雜誌》的論文，發現印度 65 歲以上的老人相對於美國的同年齡長者，阿茲海默症的發生率只有不到一半，作者推測可能是跟印度大量的咖哩食物有關。

　　另一篇研究是在新加坡進行的，針對 65 歲以上的老年人調查其飲食習慣並進行認知能力測驗，結果發現常吃咖哩的老年人，比不常吃的有更好的認知能力表現。這兩篇論文都是認為吃咖哩的生活習慣有助於預防失智症或維持認知能力，而不是直接服用萃取出的薑黃素。

　　單純服用薑黃素的研究仍只停留在動物與細胞試驗，目前仍沒有人體試驗，可以證實薑黃素能夠治療阿茲海默症，一部分的原因是薑黃素在腸道內的吸收比率很低，且容易在消化過程中被破壞。二來薑黃直接加水吞服味道很重且並不好吃，以至於有病人妄想家人想要拿薑黃粉毒死他的案例發生；再者、薑黃粉直接服用，胃部會有灼熱感，對有胃食道逆流的患者更難受，因此患者普遍的接受度並不高。

　　如果已經購買了薑黃粉也可以灑進咖哩飯裡

面，味道好而且不會有腸胃不適的副作用，薑黃素屬於脂溶性，咖哩食物烹調時，加入的油脂與食材釋出的油脂，薑黃素更加容易吸收。許多失智症患者在中後期味覺和嗅覺會變得遲鈍，咖哩是很容易喚醒食慾且患者容易接受的味道，即使是食慾不佳的患者通常也都願意多吃一點。

為什麼失智症患者不吃飯

「人是鐵，飯是鋼」，吃飯可說是生存的基本條件，卻也是失智症患者很容易出差錯的地方，一方面是患者的記性越來越差，有沒有吃過飯自己也記不起來，二來是隨著腦部功能退化、味覺跟嗅覺也會越來越遲鈍，甚至咀嚼跟吞嚥的能力也會喪失。

觀察患者進食的能力

怎麼樣讓患者吃得健康，維持足夠且均衡的營養攝取是照護上的一大挑戰。藉由觀察患者進食的能力，包含張口、咀嚼、吞嚥的能力，及測量患者體重的升降，即使不是專業的醫療人員也可以很好

的了解患者的食物攝取狀況。

　　根據《美國老年醫學會的統計》，高達 42% 的失智症患者會有營養不良的問題，而營養不良會導致體力低下、肌肉力量衰退、傷口不容易癒合、增加肺炎等感染疾病的危險。建議失智患者每天都要喝水至少 2500 毫升以上、熱量攝取則是 1500 大卡。在失智症漸漸邁入中後期，許多家屬會發現患者的食量越來越少，喊餓的頻率也逐漸降低，甚至飯端到面前也興趣缺缺。

　　失智患者食慾減退的原因，大多是腦部功能退化，飢餓的感覺較不強烈，同時味覺跟嗅覺也會變差，食物嚐起來沒有味道，因而興趣缺缺。另一個原因是活動能力變差，熱量消耗得少，自然吃得也就不多；因此，恢復食慾必須要多管齊下，每天一

定要做運動。

　　初期的患者幾乎可以保有跟正常人一樣的體
力，因此慢跑、快走、體操等有氧運動不可少。在
失智症中期時可漸漸轉為固定距離的散步，定時、
適量的維持每天運動足夠。即使到末期，病人都還
是可以在家屬幫助下，在室內行走，或是做前面提
到的雙手伸展運動，只要活動量充足，病人就不容
易出現食慾不振的情形。

因口腔問題而拒食

　　另外一個常常發生問題的地方是口腔，失智患
者大部分年事已高，可能有裝假牙或是牙齒鬆脫的
問題，有時不吃飯的原因常是假牙不合，蛀牙、牙
周病導致咀嚼時會疼痛，患者疼痛但是說不出來，
就會用拒食的方式來表現。

注意力沒辦法集中在眼前的食物上

最常出現在吃飯時間會邊看電視，或邊熱烈聊天的家庭裡，失智患者的注意範圍很狹窄，當注意力被轉移到電視節目上後，常常就很難轉移回眼前的食物，也沒辦法乖乖的坐著吃完一頓飯。

讓病人分心的餐具

另外一個會讓病人分心的原因，是餐桌的布置跟餐具的圖案，對正常人可能很難想像，但我就遇過失智症患者把餐具上的圖案如魚、花朵、青菜當作真正的食物，認真的跟家屬生氣，說碗盤裡有魚也不給我吃，或是想要認真的把蔬果圖案夾起來吃。

我會建議家屬：

● 盡量使用沒有圖案的素色碗盤。

● 餐桌墊的顏色跟餐具的顏色反差最好要大，

避免使用一整套類似色系的搭配，避免患者搞混。

● 桌墊或桌布最好使用好清洗的塑膠材質，最好有止滑的功能。隨著患者手部的精細動作變差，吃得到處都是會變得越來越常見，好清理洗滌的桌布會幫忙省下很大的整理功夫。

● 盛飯的容器最好是邊緣比較高的大碗，盡量少用太淺的碗或是盤子，可以減少掃到桌面的機會。

● 盡量讓病人使用有大手柄的湯匙，少用叉子或筷子等需要精細操作的餐具。如果連使用這些餐具也有困難，可以把食物換成三明治、飯糰等可以用手抓的食物，除非真的完全不能自行進食再依靠旁人餵他，自行進食、持續的保持手部活動也是維持生活功能很重要的一環。

● 如果有飲料裝七分滿就好，盡量使用吸管，可以避免飲料灑得到處都是。

台灣人習慣的吃飯方式大多是把飯菜都煮好後一齊擺在桌上，每個人把要吃的菜夾到自己的碗中，配著白飯一起吃。

對於失智患者來說，有時候面對滿桌的菜餚會讓他們開始困惑、不知道要夾哪個，特別是有的菜用夾的、有的要用湯匙舀、湯匙還分大小不同，更讓他們無所適從。比較好的方式是採用西式的吃法，先幫他把飯菜盛好，一次盡量兩種以內，讓他可以專心的把眼前的食物吃完，再接著下一道菜。

盛飯菜時要注意檢查食物是否太燙或過冷，雖然患者沒辦法清楚的表達，但他們還是對於太燙的

食物會反抗，有時候就成為拒絕吃飯的主因。

　　對於中末期失智症的患者來說，安排自己每天的行程會變得越來越困難，需要家屬跟照護者主動的幫他安排用餐跟活動的時間，帶領患者進食的時候語調盡量輕柔、但是態度要堅定。有時候患者也會抗拒，爭吵著現在不是吃飯的時間，這時候不用停下來費力跟患者爭辯，直接帶他到餐桌坐好，許多時候患者就會接受開始吃飯，因為抗拒的心情對患者極差的短期記憶來說，也是一下子就過去了。因此當他的注意力被眼前的食物吸引時，常常就會忘記剛剛的堅持，轉而開始用餐。

　　重度的患者有時會退化到進食過程都不順利的程度，有時候需要家屬慢慢引導，從拿起湯匙、舀一杓飯、扶著他把湯匙拿進嘴邊、張開嘴巴、咬下去、嚼一嚼、吞下去等步驟，也可以輕輕碰觸患者的臉頰、下巴來提醒他正確的飲食動作。講話的時

候記得語調要輕柔，速度要慢，讓他有足夠的時間
理解並跟上你的步調。

　　這樣一頓飯吃下來可能會超過一小時，非常考
驗家屬的耐心，如果患者吃了幾口後暫時不想吃，
不需要勉強他，可以自己先利用時間先吃飽，或收
拾一下餐桌，等五分鐘後再讓他開始吃。

失智後為什麼有些病人反而變胖了

　　在台灣一旦罹患失智症，家人通常都會竭盡心力的照顧患者，不但各種營養品供應充足，對於患者的要求通常都來者不拒，生活大小事也都幫他處理得好好的，盡可能讓患者好好養病。

　　但這樣的努力照顧反而讓許多的患者體重開始飆升，一方面患者常常忘記吃過飯，一直吵著要吃東西，家人也都盡量滿足他。二方面缺少運動，也沒有幫忙做些家事來消耗熱量，體重當然直線上升。因而導致許多患者的血壓、血脂、血糖也跟著失控，高血糖會導致傷口難以癒合、感染風險增加、高血壓與高血脂也會更增加中風的發生，進一

步加快失智的惡化。

　　控制飲食的困難在於直接跟患者說你剛剛吃過了，他們通常都會堅持他還沒吃，或是硬拗你沒有煮、沒有準備，讓他餓肚子了，常常就因此吵得不可開交。如果家裡有日曆，不妨試試看邀請他一起在日曆上做記錄，每吃過一餐就打勾或畫圈，有時候患者看到自己做的記號就能夠接受自己忘記的事實；如果患者堅持自己沒有吃過，可以另外準備一些蘇打餅乾或水果、吐司等食物，讓他可以稍微填一下肚子。

失智患者挑食怎麼辦

　　蔬菜和水果也是每天飲食的重點，許多家屬跟我抱怨患者不愛吃青菜，也不吃水果，甚至堅持青菜水果對他有害，怎麼勸都勸不聽。我發現很多時候問題的來源，是患者牙齒不好，吃青菜咀嚼不方

便，但是失智又讓他們沒辦法正確表達，因此只能用生氣或胡鬧的方式，來表達他的不悅。

　　曾遇到過一個患者生病前非常喜歡吃西瓜，夏天幾乎每餐都要吃，突然有一年夏天，家屬發現他怎麼都不吃西瓜，有時看到西瓜還會不高興。家人想了好久，最後才發現原因是他非常在意西瓜籽要吐出來，但是嘴巴動作越來越不靈活，因此連最喜歡的西瓜都不得不放棄；家人發現後幫他把籽挑掉，他就又恢復對西瓜的喜愛。

　　從這個小故事我們可以發現，失智症的很多奇怪的表現，實際上常常來自於很小的問題，例如幾顆小小的西瓜籽，但因為患者的表達能力下降，思考範圍也被侷限在眼前的問題，即使是這麼小的問題有時都無法清楚的告訴別人，所以照顧失智症患者最重要的訣竅就是「仔細觀察」，很多微不足道的小事情，都有助於釐清症狀產生的脈絡。

其他的水果也是一樣的，在給患者吃之前最好先將皮剝好，需要吐籽的食物也事先把籽挑掉，會更容易讓患者願意吃。但也有例外，有些患者喜歡自己剝皮，例如橘子或香蕉等，這時就盡量拿完整的水果給他，即使剝得不漂亮也沒關係，患者可以從中得到快樂最重要。

讓患者動手幫忙，有成就感又促進食慾

煮菜其實要用到很多方面的大腦功能，眼睛要看菜的新鮮度、爐火的火候、要動手洗、切、烹調，鼻子要聞飯菜的香味有沒有出來，判斷是不是燒焦了。耳朵要聽水滾跟油花爆開的聲音來判斷火候對不對，充滿各種刺激的環境，加上過往煮飯的記憶，是對失智患者大腦很好的刺激。

但是要注意一定要有人陪在旁邊，不可以讓患者一個人面對爐具跟刀具，以免一不小心就受傷。

即使是這樣，患者還是可以幫很多忙，譬如洗米、洗菜、擺碗筷、挑豆芽、剝皮等等。

　　重點是「不用強求」他完成整個過程，而是有幫到忙，讓他有事情可以做，又不會產生挫折感。如果真的都不放心他動手做，就請他在旁邊指導，問他：「這道菜以前是怎麼做的？哪些調味料要加多少？」特別是要吃特別食物的節日，比方清明節吃潤餅，就可以問他以前都是包些什麼料？餅皮要去哪一家買？要放豆芽菜還是紅蘿蔔還是加豆乾絲比較好吃⋯⋯

穴位按摩助消化

　　如果腸胃功能不佳，消化不良而引起的食慾減

退，可以在飯後幫忙按摩腹部的中脘、大橫、氣
海、關元穴；這四個穴都在肚臍周圍。

◎ 由肚臍往上垂直移動可以接到胸骨的最下
　端，這條線的中點就是中脘穴

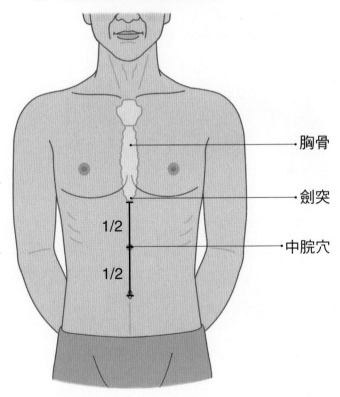

◎ 肚臍往下三寸，四指併攏寬度是關元穴的所在

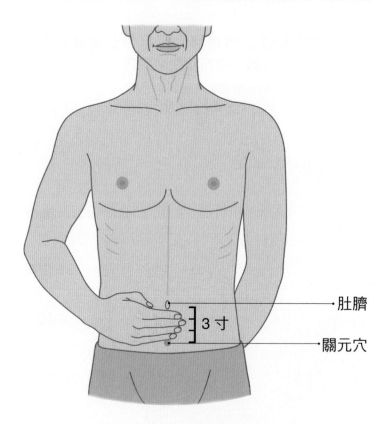

肚臍

關元穴

3寸

　　肚臍往左右兩邊各四寸是大橫穴，順時針按摩，順序為：右大橫穴、中脘穴、左大橫穴、氣海穴，這四個穴位可以幫助腸道蠕動及消化，想要促進消化，增進食慾，可以用手掌心或以右手輕輕握拳按摩，一般我會建議吃飯前跟吃飯後可以各按摩30 圈。

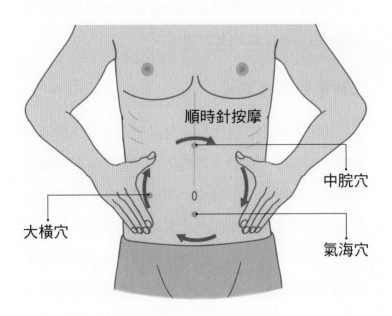

寬心飲

　　臨床上我也常搭配臺北市立聯合醫院的「寬心飲即飲包」，補養腸胃恢復體力的效果很好。寬心飲中有中醫補養消化系統最常用的方劑，四君子湯，包含黨參、甘草、白朮、茯苓，還有藿香可以恢復腸胃系統的活力，促進正常的蠕動，經過幾周的治療後很多患者的食慾都增加不少。

失智症的飲食禁忌

　　其實失智患者最常見的還是營養不良，體重越低體力越不好，腦力下降得更快，甚至有研究發現體重過低會增加死亡機會，因此最重要的是營養充足。一般的食物只要乾淨清潔都可以食用；唯一的例外是酒要盡量不喝，因為喝酒常常會讓患者混亂的狀況更加嚴重，甚至還會出現夢遊躁動的問題，

因此盡量不要給患者碰酒。

吞嚥困難如何解

吞嚥對於一般人是再正常不過的事情，我們每次吃飯、每次吞口水都在無意識地進行這個動作，由於腦袋幾乎全自動化的流暢完成整個過程，幾乎不會意識到吞嚥對我們的生活有多麼重要。但是失智症患者在發展到重度的時候，腦部的退化會嚴重到甚至連吞嚥這種簡單的動作都沒辦法順利完成。

2000 年，美國的研究指出，高達 45% 的失智患者會出現吞嚥困難的問題，而且吞嚥困難會嚴重的影響到營養攝取，造成吞嚥困難的原因很多，包含舌頭不夠靈活有力、吞嚥過程過於緩慢、會咽結構萎縮導致液體滲進氣管、感覺神經退化，以及食道蠕動異常都會導致吞嚥過程無法順利完成。

最直接的危險就是病人容易嗆到，連簡單的喝水、喝湯，對患者來講都很可能是可怕的事情，而一旦嗆到食物殘渣跟水就會帶著細菌跑到呼吸道中，進一步引發嚴重的肺部感染。肺炎感染又會讓呼吸功能變差，嚴重的肺炎住院過程又常常讓患者的失智狀況變得更糟，更容易再次嗆到、再次發生肺炎住院不斷的惡性循環。

根據大規模調查，大部分的失智症患者都是死於肺炎住院以及其他的感染。一罹患肺炎，病人的呼吸功能會變得更糟，更沒有力氣正常進食，這樣的惡性循環反覆幾次以後往往就需要鼻胃管灌食，當呼吸功能衰竭，無法維持血中氧氣量就要插管，最後病人往往死於嚴重的肺部感染。

預防嗆傷，準備食物與進食要有方法

湯品盡量準備濃稠一點

可以用勾芡或是加入麵粉的方式增加湯品黏稠度，喝的時候不會一下子就進入咽喉當中，讓喉嚨有足夠的時間完成吞嚥的動作；但也要注意不要吃太硬或太容易碎裂成小碎片的食物，例如太脆的零食點心雖然吃起來很爽口，但是細碎殘渣容易進到呼吸道中。

吃飯時的姿勢要注意

盡可能坐直身體、不要躺著吃，即使是很虛弱甚至臥床的病人，也一定不要平躺在床上吃飯，吞嚥時也盡量低頭，這樣的姿勢可以減少嗆到的風險。

常按摩刺激臉部穴位，維持肌肉的力量

吞嚥和咀嚼需要用到口腔附近的肌肉密切配

合，只要病人還願意配合，我會建議家屬常常按摩刺激臉部穴位維持肌肉的力量，保持良好的咀嚼與吞嚥功能，而且從疾病的早期就開始進行；讓病患可以早點開始熟悉，並且減少吞嚥能力退化的速度。

　　幫助吞嚥的廉泉穴與承漿穴按摩法，已經在前面介紹過，可以翻看本書第二章稍微複習一下，這邊將再介紹兩個提升咀嚼功能的穴道──下關穴與地倉穴。

下關穴

　　位於兩頰的下關穴，先找到臉頰兩側的顴骨弓，從耳朵往前摸會摸到在兩頰中間有一條橫向的骨頭，一直延伸到鼻子附近，就是顴骨弓，如果有戴眼鏡的人，顴骨弓就位在鏡架的下緣。下關穴位就位在顴骨弓的中間下方，用手按壓可以摸到一個明顯的凹窩。

　　下關穴位剛好在「咬肌」的位置，咬肌是咬合

動作的主要執行肌肉，當我們用力咬緊牙關時兩側
的臉頰會突起來，就是咬肌收縮使然。對於許多愛
美的女生來講，咬肌發達是讓臉變大的元凶。但是
對於失智病患來講，維持咬肌的力量是非常重要的
事情，咬肌強健，咀嚼的力量就會足夠，就能吃更
多有營養的食物，在烹調時也可以盡量不需要打成
泥，維持食物的原形。

◎ 下關穴

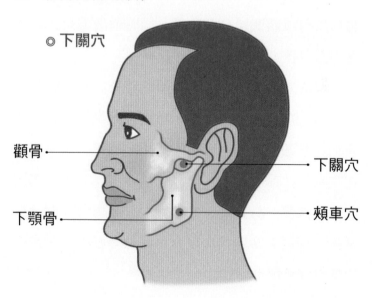

顴骨

下顎骨

下關穴

頰車穴

　　按摩方法是把雙手食指、中指、無名指併攏，輕放在臉部左右兩側的下關穴上，輕輕揉按約 30 次。在每餐吃飯前按摩 30 次，可以讓咀嚼和咬食物更有力量，除了減少嗆到風險，患者也會更願意吃東西。下關穴的深部也是「腮腺」的所在，腮腺是最大的唾液腺，足夠的唾液分泌可以潤濕食物，讓食物更容易吞嚥，也能讓食物更有滋味；唾液中的澱粉酶可以將澱粉分解為糖，同時唾液還可以保護牙齒跟口腔，避免細菌的增生。

　　腮腺分泌量約佔唾液總量的四分之一，隨著年齡的增大功能會逐漸衰退，唾液分泌量減少進一步會加速牙齦、牙齒、味蕾的退化，讓進食量下降。在吃飯前按摩下關穴，可以刺激唾液腺分泌，讓口腔保持濕潤，做好進食的準備。許多患者在開始按摩後一兩周，會開始發現食物好像變好吃了，進食的量也逐漸提升。

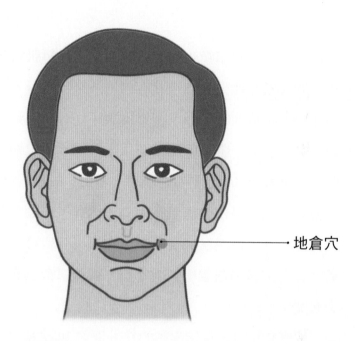

地倉穴

地倉穴

位置就在嘴角兩旁，如果要精確的取穴，可以由眼睛瞳孔往下，一條垂直的線，和嘴角延伸出的水平線相接的地方就是地倉穴。

地倉穴下面有兩塊重要的「口輪匝肌」和「頰肌」，頰肌是臉頰最深層的肌肉，負責把臉部往內側

拉近，也是咀嚼和吸吮很重要的肌肉。當頰肌隨著
年齡增大鬆弛無力，嘴角就容易垮下來，不只外觀
不好看，吃東西時牙齒也因為協調不好容易刮到口
腔，吸吮能力下降，就比較難用吸管喝水。口輪匝
肌包圍著嘴巴，當我們噘起嘴唇，發出「ㄨ」和「ㄩ」
的聲音時，就是口輪匝肌在用力。因此，口輪匝肌
無力時，嘴巴就無法完全閉合，在喝湯時會特別明
顯，有些患者湯會灑得到處都是，就跟口輪匝肌無
力有關。

　　按摩時可以用食指輕輕的往外推約 30 次左右，
一樣是建議在吃飯前按摩。針對比較無力容易掉殘
渣，或是相反的嘴巴不太願意張開，以及因為中
風、顏面神經麻痺導致口角歪斜的患者，常常按摩
可以讓嘴唇順利運作，吃東西會容易順利。

第五章

失智症患者的四季照顧

寒冬防失溫
溫補調養保健康

　　失智患者因為感知功能退化，對於天氣的變化常常沒辦法正確的感知，因此冬天了不知道要加衣服，夏天也不知道要開冷氣。因此環境的變化對患者常常造成很大的不適，甚至有因冬天失溫、夏天脫水而住院，甚至死亡的不幸案例發生。因此了解四季不同的照顧重點，提早做好準備，是日常照護中非常重要的事情。

　　一月中到二月底，農曆過年期間是台灣最冷的時候，這時候失智病人常變得冷漠、呆滯、反應遲鈍。寒冷的天氣對於心血管疾病也是很大的挑戰，特別是有心臟衰竭或心律不整的患者，冬天常常是

惡化的危險期。

　　末梢循環因為低溫變得更差，手腳都是冰冷的，嚴重的甚至指甲都變成暗紫色。冬天時節失智患者最重要的就是保暖，由於他們活動量通常比一般人來得少，身體自己產生的熱也少，更需要衣服來減少熱能的喪失。

　　身體保暖又以頭頸部最為重要，因為頭部是體表散熱效率最好的地方之一，特別是在濕冷的微雨的天氣，熱能散失會更快，有時候即使身體穿得很溫暖，但因為頭部暴露在寒冷潮濕的空氣中，仍然感覺到非常寒冷。如果患者願意穿，簡單的毛帽加圍巾就可以有很好的效果。

　　近年推出發熱衣跟輕薄羽絨衣，保暖效果越來

越好，輕薄好清洗而且不需要穿很多件就有不錯的
效果，不用像以前一樣一到冬天整個人包得像球一
樣。但是發熱衣卻也常帶來另一個問題，就是冬季
皮膚的搔癢。因為發熱衣是以塑膠纖維做主要的材
質，摩擦皮膚時常會產生搔癢感，特別是失智患者
大多年紀比較大，皮膚較為乾燥且脆弱，冬天本來
就容易搔癢，穿上發熱衣後往往會抓得更加嚴重，
門診甚至遇到過整個大腿小腿都是一條一條的抓
痕，失智症的症狀也跟著搔癢一起變得更加嚴重，
甚至藥物加倍還是壓不下來。

　　建議家中的失智患者若有易發癢的體質，記得
要多擦乳液保養，在家中等比較溫暖的地方可以改
穿羊毛或是純棉的內衣，刺激感相對比較小。洗澡
時雖然沖熱水很舒服，但還是要記住溫度不可以太

高，以免刺激皮膚讓發癢的情形更加嚴重。

許多家屬會在冬天燉補品幫長輩進補，吃完的確精神變好，四肢也變溫暖了。因此常常有陪同來的患者問：「要燉什麼東西比較好？」

我會建議：

中藥不一定越名貴或越多樣越好
重要的是可以消化吸收

許多家屬照顧者會燉很多大補帖的名貴藥材如冬蟲夏草、韓國高麗參，甚至加西藏紅花等等，或是每天煮八珍湯、十全大補湯給失智患者吃，但一來中藥味道很重有時患者根本喝不下，二來患者常常脾胃虛弱喝了反而不消化，出現腹部脹痛、便秘等問題，好不容易全喝完了，又開始出現口唇黏膜破洞、渾身發熱、情緒煩躁等症狀，也就是俗稱的

上火。食補的目的在於藉由每天的飲食來保養身體，因此在餐點中加一兩味藥材，讓患者在正常飲食中連帶吃到，往往就能有不錯的效果。

　　我也常推薦的食療素材是薑，薑有很好的溫暖腸胃功效，對於天氣一冷食慾就下降的失智患者很有幫助，特別是肚子摸起來冰涼，對於吃東西興趣缺缺的患者，薑往往可以引起患者的食慾。不需要特別煮很濃的薑湯，炒菜時加一點薑絲，煮湯時加幾片薑進去，常常就能達到暖胃的效果，家裡附近如果有傳統的熱豆花攤子，也會在冬天加入薑汁，既可以暖胃又可以重溫熟悉的味道。

　　冬天是人體陽氣最弱的時候，中醫師會開立許多補養陽氣的方劑，幫助病人維持元氣和保持良好的精神，例如四逆湯、理中湯、真武湯等等。同時會請家屬幫患者注意血壓跟心跳是否穩定，病人的精神與日常活力如何。要注意的是，如果有心臟病

史或正在服用控制血壓與心律的藥物，一定要讓中
醫師知道，做適當的藥物調整才能達到最好的效果。

潮濕春天易睏倦
芳香調味振精神

　　五月中到六月的梅雨季節，是台灣最潮濕悶熱期間。常常一下雨就持續一整個禮拜，陰雨綿綿的天氣一般人都會覺得很不舒服，身體沉重、僵硬、頭暈、噁心等症狀整天纏繞著全身。

　　失智患者感受到的不舒服甚至比一般人更加嚴重，但通常患者沒法正確的描述出來，也沒法像一般人自己去開除濕機或是空調，讓室內的濕度降低。這期間患者的迷糊情況會更加的嚴重，時常分不清早中晚、或是不認得自己身在何處而一直吵著要回家，同時也會變得更加固執，有時候會生悶氣，什麼事都不同意，什麼人都會惹他生氣，問他

在不爽什麼也說不出來。

　　這期間也是最容易出現腸胃不適症狀，肚子悶痛、拉肚子，有的人會出現所謂裡急後重的症狀，也就是肚子悶痛一直想跑廁所，真的到了廁所坐在馬桶上卻又拉不出來，等到褲子拉起來離開廁所了又想大便了，來來回回跑個幾趟，照顧的家屬跟病人都會很不耐煩，再加上病人又無法清楚的表達，這個階段常常是家屬的惡夢。

　　有家屬認為病人腸胃不好應該要吃些補藥，但因為腸胃吸收能力已經不好，這時候給他吃太多紅參、熟地、冬蟲夏草等大補藥物只會讓不舒服的情況更加嚴重。建議應該善用一些芳香類的藥草，例如薄荷、九層塔、迷迭香。

薄荷

　　薄荷性味辛涼，是中醫治療感冒初期很好的一味藥，舉凡頭痛、發熱、咽喉腫痛，都有不錯的效果，且味道芳香，能幫助腸胃消化，促進肚子蠕動。可以買新鮮的薄荷泡茶喝或入菜，也可以用精油按摩肚子、頭部兩側太陽穴以及脖子後部。市面上可以買到的康福茶，也是以薄荷及甘草作為主要成分。

九層塔

　　是臺灣人非常熟悉的味道，記憶中的味道，可以幫助提升患者吃飯的意願，不管是新鮮菜葉煎、煮、涼拌，或是打碎做成青醬都很適合。

陳皮

在日常飲食中加點陳皮，鹹苦中帶一點酸的味道，也可以促進食慾，且陳皮本身就有幫助消化的功能，可以減少脹氣跟腸胃悶痛。

四神湯

面對食慾不佳的患者，四神湯是很好的食補配方，主要的藥材是茯苓、芡實、蓮子、山藥，有時會再加薏苡仁。這些藥材都有補養腸胃的效果，不但通通可以食用不需在煮好後撈出來，本身營養價值也高，特別是對於失智症中後期食量減少，常常不想吃或忘記吃飯的患者有很好的補充營養與熱量的效果。

四神湯還有收澀止瀉的功效，能幫助容易腹瀉或大便稀軟的患者，讓大便比較容易成形，營養和

水分也能更好的吸收。傳統四神湯烹煮時多會加入豬肚或豬腸等內臟，但這些食材其實非常柔韌，對於失智症患者來講很難嚼碎吞下，甚至在我的門診就有碰過病人因為整塊吞下差點噎到的情形。因此我會建議家屬如果要煮的時候，可以把豬肚改成瘦肉或排骨肉，且盡量燉久一點讓肉可以軟爛，方便患者食用。

中醫師對應潮濕悶熱的法寶：芳香化濕

這一種使用芳香的藥材，來紓解潮濕天氣悶熱沉重的方法，中醫稱之為「芳香化濕」，購買芳香精油，一定要找合格的商家，要清楚標示產地、植物品種學名，以不透光的琥珀色或藍色玻璃瓶包裝，可以減少光照破壞精油成分。

純精油對皮膚有刺激性，不能直接塗抹，建議點在衣服或是專用聞香紙上，透過吸入為主，早上提振精神可以使用迷迭香、薄荷或檸檬精油；晚上用薰衣草或甜橙精油可以幫助情緒穩定與入睡。一次一滴就好，劑量太重或味道過於強烈，有時候反而會造成長輩的不適。

藿香正氣散

　　是針對腹部脹滿、噁心，食慾減退的名方，方中大量使用藿香、紫蘇葉、白芷等味道芳香藥物，這些藥物可以減少潮濕季節的頭部悶脹甚至暈眩的症狀，方中還有半夏、陳皮等苦酸藥物可以行氣和胃，降逆止嘔，再加上補養腸胃的藥物如白朮、茯苓，以及促進腸胃的正常蠕動和吸收的厚朴和大腹

皮，能夠減少腹部脹痛、噁心、食慾減退等症狀。
藿香正氣散也能治療病毒性腸胃炎引起的水瀉、嘔
吐、頭痛、發燒、噁心等現象。

清暑益氣湯

　　清暑益氣湯是元代醫家李東垣的名方，專門針
對濕熱天氣四肢倦怠、腹瀉小便少、身體發熱的症
狀，方中使用了蒼朮、白朮、澤瀉等排出水濕的藥
物，以及黃耆、人參、升麻補養升提元氣，讓精神
更好不會整日昏昏沉沉，再用黃柏清熱，神麴、青
皮、陳皮開胃助消化，也能理氣消腹內的悶脹感。

高溫夏天防中暑
正確補水吃水果

　　七月中到八月底是夏天最熱的季節，這段時間也就是農民曆上所謂的三伏天。夏天一般是失智症狀比較輕微的日子，但有些患者在這個時間反而會出現煩躁不安、容易生氣、特別固執、難以溝通等症狀。特別是在下午跟傍晚時間特別嚴重，一方面熱度從早上十點開始累積，到下午兩點左右是最熱的時候，二方面是夏天水分的散失也會很快，如果沒有積極補充水分，到下午時分就會因為缺水而開始出現各種症狀。

夏天的失智症的照護，很重要的是要控制溫度跟補充水分，室溫要控制在 27 度以下，由於患者對於周遭環境敏感度降低，常常沒辦法自己分辨是不是太熱了，照護者一定要注意患者所在空間的溫度，適時的打開窗戶增加戶內空氣的流通、拉下窗簾減少陽光直射造成室內溫度過高。

曾經遇過一個病患因為嚴重的妄想，拒絕打開窗戶，害怕會有人從窗戶進來害他，因此家屬出門時就預先幫他設定好冷氣定時開啟功能，避免室內溫度過高的危險。除了洗澡外，只要患者不抗拒，我都會建議家屬可以在下午時段用濕毛巾幫他擦一遍四肢手腳跟臉，可以有效的幫助患者散熱。

注意中暑的徵兆

　　患者因病有時難以自我表達，但身體隨著熱度增加，會有許多的徵兆可以及早發現。最直接可以觀察到的病患的體溫，現在已經有很好的額溫槍或是耳溫槍，可以快速的幫患者量體溫，或者最簡單的用手感覺患者額頭跟臉頰的溫度是不是有上升？

　　隨著身體溫度上升，呼吸速度與脈搏速度也會明顯地加快，有時候會開始出現頭痛、頭暈、噁心、胸悶等症狀。再更嚴重一點就可能會出現四肢抽動或腿部抽筋，也就是所謂的「熱痙攣」，表示身體的電解質也開始出現不平衡，這時要趕快補充水分與電解質；再嚴重下去可能會暈厥、甚至可能因為無法散熱，導致體溫直線上升到超過 40 度。

富含水分清熱解暑的水果

　　除了提醒患者喝水外，西瓜、甘蔗汁、椰子水都是夏天應景且很適合補充水分的水果，而且有清

熱解暑效果，可以有效的緩解夏天體溫過高，水分缺乏的症狀。同時也能補充人體需要的水溶性礦物質，如果失智患者吞嚥功能沒有問題，可以把西瓜切成小塊餵他吃。

甘蔗因為失智患者通常牙齒並不是太好，也怕患者不小心把大塊的甘蔗渣吞下去而噎到，建議還是榨成汁再喝會比較好。夏天果汁容易變質發酸，盡量以少量多次的方法給患者喝，避免在室溫下放過久反而吃壞肚子。這些水果都有一定程度的軟便功能，若是排便比較稀軟的患者，飲用的份量要注意不要太多，有糖尿病的患者也需要注意血糖的控制。

夏天的常用方劑

失智症患者很容易體溫過高，中醫師在夏天會大量使用清熱劑。

白虎湯

其中以「白虎湯」最為重要，白虎湯的適用指標就是「大熱、大渴、大汗出、脈洪大」四大症狀，舌頭是應用白虎湯很好的臨床鑑別指標，舌面一定是乾燥，舌體顏色鮮紅，舌苔通常不多。這是水分缺乏的典型舌像，顏色鮮紅、乾燥少苔，甚至有裂紋。

白虎加參湯

高熱狀態下容易損耗陽氣，不斷的出汗也會大量損耗津液，兩者不足時就轉變成「白虎加參湯證」，一樣有熱、汗出，但是口乾會更加明顯，不斷喝水也沒辦法解渴。由於氣虛的關係，精神狀況會由「白虎湯證」的煩躁易怒，轉變為煩躁但是疲倦無力、嚴重時甚至精神萎靡，脈像也由洪大轉向浮

大但無力。

玉女煎

長時間處於缺水狀態也會讓上消化道（包含口腔、舌頭、牙齦、胃黏膜）黏膜發炎、乾燥、萎縮甚至出血為主要症狀，這時中醫就會開另一個處方「玉女煎」。玉女煎除了有白虎湯中清熱的兩個主藥石膏與知母，特別著重養陰的功能，使用熟地與麥門冬這兩個滋陰藥，與竹葉石膏湯不同，玉女煎沒有放降逆止嘔的半夏，而是改用牛膝引上炎之火下行。

失智脫水不明顯，要定時多補充水分

許多失智患者會有水分補充不夠的問題，不只是炎熱的夏天、連春夏之交的梅雨季節、秋高氣爽的秋天都有可能會脫水，更可怕的是脫水總是靜悄

悄的來，讓人察覺不到。主要的原因是隨著腦部退化，對於口乾口渴的感覺會比較遲鈍，且難以精確的表達需要喝水或是口乾口苦的感覺，或是不舒服但一下子就忘了，家人或照護者如果沒有仔細注意，非常難發覺。

　　一般人脫水大多是在大太陽下劇烈運動或勞動工作，但是失智症患者就算活動量很少，甚至是臥床的患者，都容易有脫水的情形。重度失智患者缺乏自己喝水的能力，甚至意識不清，更容易因為沒有補充足夠的水分而脫水。

　　脫水是失智症狀突然惡化的常見原因，對失智老人是很危險的事情，嚴重脫水時，許多身體的機能都會受到影響，甚至重要器官得不到充足的水分而停擺，嚴重時可能會昏迷甚至死亡。

失智患者一天至少需要補充 2500 cc 的水分

當出現下列這些症狀時，表示水分補充不夠，或是環境太過悶熱，導致溫度上升過高：

體溫上升及脈搏加快

老年患者體溫調節的功能較差，若是脫水會更容易體溫過高。

皮膚黏膜與口乾舌燥

老年患者的皮膚通常比較乾燥、容易脫屑。但是缺水患者皮膚不只乾燥，還會失去彈性。捏起或是用指甲掐下久久無法恢復。腋下與手心等較容易流汗的地方，平時應該摸起來較為濕潤，可以用手稍微摸摸看，若也是非常乾燥就要小心脫水的危險。

小便次數減少、顏色黃

　　若是上廁所小便的次數明顯減少、尿量減少，或是顏色非常深，也是身體缺乏水分的徵兆。

指甲蒼白沒有血色

　　這是身體缺乏水分，血液不足的現象，在脫水較嚴重時會出現，需要特別小心。

表情漠然、精神不振

　　有些患者並不會有明顯口渴的症狀，只會感覺到人沒有元氣、疲倦乏力想睡覺，照顧者和家屬在夏天要特別注意，如果短時間內變得很嗜睡，不太容易叫醒，或是醒來卻一下下又睡著，都可能是嚴重脫水的徵兆。

補充水分的訣竅

　　失智患者常常不願意規律喝水，甚至有被害妄

想，認為家人要下毒所以逼迫他喝水，因此補充水分不應強迫，而要把握分散且多元的訣竅。若是強迫患者喝水，更容易引起嘔吐，或是嗆到而引發肺炎，反而得不償失。雖然喝白開水是補充水分最好的方法，但不是唯一的方式，可以嘗試以下建議，找出患者最願意接受的方式：

準備水分充足的水果、點心

例如西瓜、葡萄、柳丁、奇異果、木瓜等等，吃飯時一起食用。準備果凍與布丁等含水量豐富的點心，在兩餐之間食用。

準備吸管

有的患者是因為嘴部肌肉控制不佳，喝水會漏所以拒絕喝水，可以試試看幫他準備吸管。

幫助口腔黏膜滋潤的處方

中醫有許多藥物可以減少口乾舌燥的感覺，幫助口腔黏膜的滋潤。譬如說甘露飲跟玉女煎就是常用的方子；甘露飲中含有天門冬、麥門冬、石斛、生地等味道甘甜、又有滋潤口腔功效的藥物。在臨床上，針對癌症病人放射治療後嚴重的黏膜受損、口腔乾燥都有很好的效果，對於失智症患者水分不足的口乾效果更是顯著。

玉女煎除了滋陰潤燥外更有清胃熱的效果，對於上消化道的發炎和牙齦的腫痛都有效果，因為口水的分泌是清潔口腔、保護牙齒很重要的保護機制，一旦口水分泌過少就容易引發牙齦的發炎感染，玉女煎可以同時增加口水分泌跟抑制發炎。或是在夏天我也會開給家屬生脈飲（人參、麥冬、五味子），並且讓他們放在冰箱凍成小冰塊給患者含，

有補氣提振精神與生津潤澤黏膜雙重功效。

補水分要小心！

譬如說有心臟病的患者，喝太多水反而會給心臟太大的負擔，讓原本就力量不夠的心臟更受不了，多餘的水分會累積在四肢末梢跟肺臟等器官內，不但沒辦法給身體使用，反而會產生水腫與咳嗽等症狀。這些病人反而要限制一日的飲水量不可以太多，更要注意是不是有雙腳水腫？躺下來會喘、會咳嗽等指標。

嚴重的腎臟病患者也需要限制飲水，建議看心臟科與腎臟科門診時可以詢問醫師一天限制的進水量，做好適當的管控；有時候要限制患者喝水跟鼓勵他喝水一樣困難。

　　我遇過夏天每隔十分鐘不到就要喝水的，一直要家人倒水給他，水喝得多又不到半小時就要上廁所，照顧的家屬一整天超過 12 小時就在不斷的倒水、上廁所、倒水中度過，不到兩天就累壞了。其實很多時候不一定是患者身體真的如此缺乏水分，而是患者一直有「口渴」的感覺。

　　這時許多酸味的藥材可以多加利用，我常會建議家屬可以讓患者吃一點烏梅或山楂，可生津止渴；同時烏梅也有收斂的效果，對於有慢性腹瀉的長輩，服用烏梅可以減少腹瀉的次數，同時能降低水分跟隨糞便流失的比例。

　　要注意的是，蜜餞通常含糖分高，鈉鉀等礦物質含量也很高，大量服用可能讓血糖和電解質失衡，一天服用以兩次為限會比較好。若是腸胃炎造成的短暫腹瀉，也不太適合服用烏梅止瀉，因為此時腹瀉是身體排除腸胃內細菌跟病毒的出路，如果

止瀉可能讓細菌在腸道內停留更久，造成更大的傷
害，也是需要注意的地方。

　　這一類的患者，可以在水中加一點檸檬汁或烏
梅，增加口水的分泌，或者讓他含一點冰塊讓口腔
保持濕潤，搭配上轉移注意力到有興趣的事物（看
電視、聊天等等），能夠有效的減少口渴的感覺。

秋天乾燥皮膚癢
保濕避免傷皮膚

　　11 月初到 12 月初，溫度通常是很宜人的 20 度上下，秋高氣爽的感覺讓人很舒服，但此時卻也是最容易出現皮膚過度乾燥的問題。常常發現病人這裡抓那裡抓，特別是在晚上睡覺時，會無意識的一直抓癢，常常抓到皮膚潰破出血，整張床單上血跡斑斑。整個晚上都因為搔癢難耐無法入眠，可想而知隔天的精神、心情都會很糟，許多原本控制得很好的患者一進入乾燥的季節，狀況就開始變糟，各種的焦躁、激動、情緒失控都會一一出現。

　　會造成嚴重搔癢的原因是隨著年紀增大，皮膚上的皮脂腺與汗腺會漸漸退化，特別是四肢末梢的

情況更加嚴重，皮膚失去水分與油脂的保護就變得容易乾澀、脫屑，嚴重時甚至會裂開，皮膚也更容易受到細菌或黴菌的感染。避免皮膚乾燥破損穿衣要注意：

貼身衣物最好是純棉為主

毛料或者是塑膠纖維對於乾燥皮膚的刺激比較大，可能會讓搔癢更加嚴重。當然不可能完全都不穿毛料或混紡的衣物，只是最內側貼身的衣物最好能使用純棉的，或是在裡面再加一件純棉的長袖衛生衣。

衣物盡量選擇寬鬆，不要過度的緊繃

緊繃處會摩擦到皮膚，並對皮膚產生壓力，造成更嚴重的搔癢感覺，常常患者會把腰部抓出一條條血痕就是因為腰帶太緊，適度放鬆、或換成鬆緊

帶往往有一定的效果。

衣服髒了或流汗濕了，盡快換掉

汗水沾濕的衣服會更容易附著空氣的髒污，也容易孳生細菌而讓搔癢更加嚴重。

洗澡的建議

有些老人家有泡澡的習慣，享受在溫熱的水中舒服的放鬆身體的感覺，但是太頻繁的泡澡，譬如一個禮拜超過兩次以上，會帶走皮膚的油脂，讓皮膚變得更加乾燥容易發癢，因此在較乾燥的秋天，建議多使用淋浴而不要泡澡。

太頻繁洗澡，會造成體表油脂的喪失

有的長者會有一天洗 2-3 次澡的習慣，特別是有些失智症患者會忘記自己已經洗過澡了，甚至堅

持一天洗超過 5 次澡，家屬拿他換下來的衣服給他看也不相信。但是太頻繁的洗澡也會造成體表油脂的喪失，一樣會加重搔癢的狀況。建議除非是有活動流汗過，如果真的想要洗澡，可以試試看用擦澡、或是用清水洗不使用肥皂的方式。

沐浴乳盡量選擇乾性皮膚適用的，盡量不要用皂鹼含量高或標榜清潔力強的沐浴乳或是肥皂，有些長輩會拿洗衣服的水晶肥皂來洗身體，是很容易造成皮膚更加搔癢的原因之一。

「老人臭」的味道

許多人會發現，年紀大的長輩身上會有一種特殊的味道，有些長輩也自嘲這是「老人臭」。

這些異味，是來自於油脂分泌異常所產生，老年人的四肢與軀幹，會因皮膚出油減少而乾澀。但相反的臉部與頭皮等部位的皮脂腺卻會相反的過度

活躍，增加油脂分泌，再加上有些老人家有使用髮油的習慣，導致頭面區域的皮膚更加油膩，經空氣氧化就形成了特殊的味道。

　　要減少體味可以重點清潔臉部和頭部，多增加幾次洗臉，減少髮油的使用。腋下與胯下，或是女性長輩乳房下緣等皮膚多皺褶處，容易產生污垢，是幫忙清洗時的重點。

中藥治療因乾燥而導致的皮膚搔癢

紫雲膏

　　紫雲膏內含紫草、當歸兩種主要成分，並加入麻油與蜜蠟凝結成膏狀，對於皮膚的潤滑與乾燥有

很好的效果，特別是在已經開始脫屑甚至是龜裂的皮膚，紫雲膏能幫助傷口收斂，以及讓皮膚保持潤滑。

紫草是中醫治療皮膚疾病常用的外敷藥材，性味甘寒有幫助皮膚傷口恢復、祛除斑疹的效果。當歸可以補血潤燥，幫助皮膚維持正常的滋潤程度，兩者用麻油萃取成膏狀後，對於乾燥皮膚的保養效果更好。

當歸飲子

針對比較嚴重的患者，我臨床會搭配內服中藥來加強效果。最常用的方劑是當歸飲子，有不錯的潤燥止癢功效，這個方劑主要是由補血活血的四物湯為主，加入防風、荊芥、白蒺藜等祛風止癢藥物，再加入養血潤燥的何首烏、補氣固表的黃耆，讓皮膚保護的效果更好。

杏仁

是我很推薦可以在秋天吃的保養品，杏仁主要有兩種功效，一是可以止咳平喘保護肺部；對於深秋天氣一旦變冷，就很容易頻頻咳嗽的患者，杏仁可以幫助緩解咳嗽的症狀，對於氣喘容易在秋冬發作的患者，也可以用杏仁預做保養。二是許多高齡患者也容易在秋天出現便秘、排便不暢的問題，服用杏仁會有幫助，原因是杏仁富含油脂，能起到潤腸通便的效果，對於秋天因為天氣乾燥、水分喪失較快，水分缺乏而出現的乾燥便秘情形，有不錯的輔助效果。

第六章

失智症患者的日常照顧

提供幫助開啟記憶的鑰匙

失智患者與其說是喪失記憶力，更像是把打開記憶寶庫的鑰匙弄丟了，在生活中創造能夠提醒的環境，有時候會驚訝的發現，很多事情竟然還是能記起來的。

第二個大腦，電腦與手機

特別是在這麼方便的時代，我很鼓勵患者將電腦與手機當作「第二個大腦」，就像電腦能夠外接硬碟一樣，把重要的事情記錄在手機日曆中，即使自己忘記了也沒關係，看到就能想起來。

善用手機的鬧鐘提醒功能

但是如果連手機也忘記了就麻煩了，因此要善用手機的鬧鐘提醒功能，像是看病這樣重要的事情，利用手機在一天前、一小時前、30分鐘各設定一次鬧鐘，時間到了就會自動發出鈴聲提醒，就算忘記手機放在哪裡，只要聽到鈴聲拿起手機查看，就能夠了解接下來要做的事情。

如果不習慣使用手機，也可以把重要的日子、時間、事情用電腦列印出來，貼在冰箱或大門等顯眼的地方，經過時看到也能夠發揮提醒的作用。

大型時鐘，隨時提醒當下的時間

對患者來說，得到失智症後時間的流逝會感覺比一般人更快，好像一眨眼間一天就過去了，明明早上要去醫院看病，但因為出門前正好看到電視上

有喜歡的節目，可能就一下子忘掉要出門看病這件事，等到回過神來的時候可能就已經傍晚了。

　　失智症患者的注意力特別短暫，而且對時間的感覺也會越來越薄弱，我會建議在房間內顯眼的地方，掛上大型的時鐘，能夠隨時提醒當下的時間，當有重要的事情時，麻煩家人在出發前 30 分鐘再提醒一次，常常能避免失約的窘境。

調整做事的步驟，一次處理一件事情

　　同時做好幾件事情是人類大腦的強項，我們可以一邊開車一邊聽音樂，甚至跟著哼幾句；也可以一邊講電話一邊摺衣服，但對於失智患者的腦袋來說，同時執行好幾件事卻是相當困難的。

　　舉例來說，在煮飯時大部分人都可以一心多用，一邊注意爐火、一邊洗菜備料，但是失智症患者如果這樣做，就常常在洗菜時忘了顧火，翻炒時

忘了加鹽，這也是為何患者常常很挫折的原因。但
這並不表示患者就不能煮飯了，而是要調整做菜的
步驟，一次處理好一樣事情，往往能跟以前做得一
樣好。改變習慣往往需要家人的耐心導引和鼓勵，
讓他漸漸習慣新的步調。

　　一旦失智患者的注意力被引開，常常馬上就會
忘記，特別是當事情離開視線範圍時，因此燒開
水、煮湯等需要用火的事情，還是應該盡量有家屬
的陪伴，而且絕不能同時做其他事情，一直到關掉
爐火為止，都要持續看著，不能離開現場。

提醒貼紙，一個地方以 3 張為限

　　許多認真的家屬會在牆壁貼上便條紙，寫上各
種注意事項。但失智患者的注意力是很有限的，當
便條紙數量過多，在他們眼中往往會花成一片，跟
背景融合在一起，反而失去了原本的意義。臨床上

我建議：

　　對於患者來說，超過腦力負擔能讀取的文字，往往會變成無意義的符號，這一點對正常人來講是難以想像的，但對患者卻是真實無比。

準備「購買清單」

　　許多患者會有囤積物品的習慣，曾遇過患者堆滿整個房間，超過 50 大包的衛生紙。會出現堆積症狀的原因有時也很簡單，病人忘記家裡已經有了。因此病人若要上街購物，除了要準備購買的清單，也要列一張「不需要買」的單子帶著，上面寫著：「衛生紙還有 5 包，先不用買；冰箱裡還有番茄跟柳丁；牙膏還有 3 條……」只要病人在採買時對照清單，

往往能減少重複購買的麻煩。

使用「非現金」支付

另一個失智患者常見的問題是「沒辦法計算零錢」。像是從一堆零錢中找出 42 塊這種零星的金額，對很多失智症患者來說非常困難，因此身邊常常累積一大堆零錢。

趁著失智還在初期，盡可能教患者使用悠遊卡或是手機支付也是不錯的方法。但如果怕病人連卡片也不見，是件麻煩事。可以先在他的錢包中多準備一些小額鈔票，也會有幫助的。

撫慰心靈的老歌

許多病人都有這樣的感覺：生病後，以前的歌曲反而記得更清楚了，甚至有的病人還會在診間哼起小時候唱的童謠。臨床研究也證實，相較於古典

音樂或時下流行音樂，患者熟悉的老歌，反而更能促進患者的腦部功能，而且現在 YouTube 等影音網站，都不難找到過去老歌的影音檔，還可以將常聽的音頻整理成合輯，如果曾參加教會合唱團的患者，聆聽聖樂也會有幫助。

鼓勵患者走出家門當志工

即使得到了失智症，如果能在能力所及範圍內，仍有餘力幫助別人，既能擺脫孤單的感覺，也能夠有自信的享受每天的生活。現在有許多圖書館、公家單位、醫院都有義工的培訓名額，如果能鼓勵患者前往，是再好不過的事情。雖然沒辦法做太複雜的工作，但是簡單的分發文件、貼郵票、剪貼資料等工作，對輕度患者來說大部分還是可以勝任的。

不要太過勉強，好好休息等待恢復

　　只要是人難免有狀況不佳的時候，而對失智患者來講，狀況不好的時候感覺會更加明顯，有時候就是不想起床，即使努力起身還是處在倦怠的感覺中，嚴重時甚至連續兩三天都只想賴在床上，連想吃飯的動力都沒有。

　　努力嘗試固然很重要，中西藥物和家人的鼓勵常常也能幫上忙，但是人的力量終究有極限，有時候不要太過勉強自己，慢慢的好好休息等待恢復，也是一種方法。

即使失智了，大腦也還是越用越好

　　美國有研究指出：不斷維持閱讀習慣的老人，相較於沒有這項習慣者，記憶力退化的速度大約會降低 15%！日本東北大學的研究也指出：即使是失

智後，持續進行簡單的讀寫計算訓練，認知功能也可以得到改善，同時失眠與憂鬱等症狀也減少了。可以說即使失智了，大腦也還是越用越好。

黃昏症候群

在傍晚時分最容易出現，患者會變得緊張焦慮、煩躁不安、不斷走來走去，甚至大吵大鬧完全沒辦法安靜下來。有時會持續到夜間，搞得照護者精疲力竭，連好好睡一覺都是奢求。

黃昏症候群最主要的原因，就是患者對日夜時間的感知逐漸變差，因此特別容易發生在春秋兩季，太陽起落時間變化的時候。

抑肝散

黃昏症候群的情緒焦躁不安，可以用抑肝散來緩解，但訣竅是：

要抓住正確的服藥時間。每個患者慣有的發作
時間不太一樣，早一點的大約在下午三點左右，就
會開始出現症狀，遲一點的甚至到晚上睡覺時才會
出現。服用抑肝散最佳的時段是在病人開始出現症
狀之前，或是一開始出現症狀就給病人服用。這時
的藥物的緩解情緒效果會最好，病人抗拒的情形也
會較少。因此我會鼓勵家屬試著記錄患者每天發作
的時間與頻率，能找出黃昏症候群發作的規律，甚
至會發現某些觸發的事情。

　　例如有一位老太太，每天下午固定在 4 點左右，
會開始焦躁不安，一直跑到廚房擺弄鍋碗瓢盆，甚
至把碗筷通通拿出來再放回去。家屬也覺得很困
惑，老太太沒進廚房已經好幾年了，怎麼會每天這
個時段就會跑進廚房？

　　仔細回想才發現，這個時段剛好是孩子將放學，先生要下班，老太太已經習慣這個時間要煮飯準備迎接家人，雖然已經好久沒進廚房了，但是失智症讓他回到從前家庭主婦的日子，惦記著要趕快煮飯餵飽家人。

　　因此我建議照顧者，在下午三點時就先讓她服用抑肝散，並在下午四點時帶她一起準備晚上的餐點。當然老太太已經沒辦法完成整套的烹飪步驟，但只要在廚房幫忙洗菜、挑菜、擺碗筷等等簡單的動作，也能重溫以前煮飯時的往事，老太太的黃昏症候群能得到不錯的緩解。

　　另一個案例也是老太太，她是每天晚上八點定時會開始反覆的開關電視、撥弄電話。但總是站在電視旁邊亂按一通，問她要看哪一台也講不出來；電話也不知道要打給誰，只是一直吵著就是要拿著電話。家屬不堪其擾，也不知道怎麼處理。直到老

太太以前同住的妹妹來探訪，才知道她年輕時的習慣就是每天八點忙完家事後，坐在客廳一邊看三台的瓊瑤連續劇，一邊打電話和親戚朋友講八卦話家常。

　　以前的電視只有開關、轉台、音量等少少幾個鍵，也總是設計在醒目的地方，而現在的平面電視都把按鍵藏在邊邊角角，遙控器上面也一大堆按鍵，老太太不知道要按哪個鍵才對，又轉不到自己熟悉的電視台，自然既挫折又憤怒。跟家人聊過之後，我建議把吃藥的時間往後延到晚飯後七點左右，並且將老太太以前喜歡看的那些瓊瑤連續劇買回來，直接用電視機上盒的儲存功能，放在資料庫中，每天晚上老太太就可以開心的坐在沙發上回味年輕時的連續劇。家人還幫老太太買了手機，裝了 line 等通訊軟體，雖然還是需要晚輩幫忙操作，但只要順利連上線，就可以跟遠地的姊妹淘話家常聊

天。自此以後老太太的焦慮煩躁情形就緩解許多。

　　失智治療是一個需要家屬與照護者一起進行的過程，透過細心的觀察，越了解患者的生活習慣和喜好，就越能適當的處理情緒異常。除了幫忙找出適當的服藥時間外，家屬還可以在日常生活中做出小小的改變，來幫助減少黃昏症候群的發生。

預防黃昏症候群，家屬可以這樣做

充足的陽光

　　最好是能每天帶患者出門曬太陽，若是天氣不好或不方便出門，也該打開窗戶讓光線照進來，傍晚時分也可以先打開室內燈光，保持充足的光線可以維持生理時鐘，減少時間的錯亂感。

規律的活動

　　盡量在每天安排足夠的外出活動，例如早晚各散步一次，也可以陪家人到市場買菜、或是到親友家拜訪，讓老人家的精力可以適度的消耗，也有助於夜間順利入睡。

適度的休息

　　不要把日常活動行程排得太滿，讓患者太過疲倦也容易發脾氣，有時候症狀反而會更嚴重，因此適度的安排休息時間也非常重要。

減少睡午覺

　　盡量避免讓患者在白天補眠，即使有午睡的習慣也盡量控制在 2 個小時以內，白天睡太久會讓晚間更難入睡，甚至會日夜顛倒。

午後不喝茶

茶、咖啡、巧克力等有咖啡因的飲料或點心，盡量避免在下午或傍晚給患者吃，如果患者有喝茶的習慣，可以移到早飯後或午餐前。同時也應該盡量避免讓患者飲酒，酒精可能使患者更加混亂。

如果黃昏症候群已經發生了

減少環境噪音

嘈雜的環境、頻繁的進出、陌生人在房間中工作都會讓患者更加不安；如果患者已經出現煩躁、焦慮、不斷碎碎念停不下來的情形，最好帶患者到一個安靜的房間中，減少周遭的刺激，比較能讓患者安靜下來。

分散患者注意

給患者吃喜歡的零食或飲料，或是打開電視以

及收音機，轉移他的注意力可以減少焦慮的情形，
但要注意不要轉到新聞台或太刺激的節目，例如充
滿爆炸畫面的《流言終結者》，髒話不斷的《漁人的
搏鬥》。

給患者事情忙

當患者沒有事情做而感到無聊時，黃昏症候群
可能會更加嚴重。因此請患者幫忙做點簡單輕鬆的
事，如摺毛巾、煮菜時請患者在旁邊指導，跟家屬
一起剝豆子、洗菜等，讓患者有事情忙、轉移心
神，許多時候就能減輕黃昏症候群的嚴重程度。

減少室內陰影

由於日夜規律的感覺已經退化，黃昏時的光影
變化可能會讓患者感到困惑，甚至會加重幻覺的情
形，因此室內的燈光應該盡量柔和且分散。盡量使

用間接照明，最好能在接近傍晚時預先把燈光打開，減少光線的變化。

失智更要多運動

　　健康的身體才有健康的頭腦，維持運動超重要。我常強調失智後一定要維持運動的習慣，即使是失智症已經到重度的患者，也希望家屬帶著他做簡單的運動。一如之前提到，針灸的時候我都會一邊請患者做簡單的運動，這就是所謂的「動氣療法」，在針灸的同時進行身體的活動，可以很有效的提升針灸治療的效果。

　　特別是中度失智症後很多患者會有平衡感不佳的問題，走路常常會歪一邊，坐著的時候也常常會靠著椅背歪倒下去，同時精神大多不太好，我甚至遇過針灸到一半睡著的患者。以針灸搭配動氣療法，幾次治療後許多病人無力歪斜的情況都有很好

的改善。

刺激百會穴和四神聰穴，患者平衡感能改善

　　平衡感不好的患者有一組很重要的穴道，我每次針灸一定會用到，就是前文提過的四神聰穴，加上百會穴總共是五個穴位。已經有臨床試驗證實，針灸刺激百會穴和四神聰穴可以讓患者的平衡感變好、更不容易跌倒，同時走路活動也會比較穩定。

　　臺灣的社會對長輩非常的照顧，常常失智患者在生病後就會有家人每天照顧他，伺候三餐茶水和起居作息，也不敢要求他做什麼活動，生怕會對病情有不好的影響，再退化到一定程度後更是每天都待在家裡沒有出門走動。

　　事實上，失智的患者非常需要規律的運動，一方面良好的運動習慣可以保持患者的心肺功能跟肌肉耐力，除了維持身體健康外也有助於減緩退化的

幅度，同時運動可以讓患者有參與感，不容易跟外
界脫節。

　　失智症逐漸破壞腦部的同時，感知世界的能力
會逐漸變弱，如果整天坐在那邊看電視或發呆，情
況會變得更嚴重。若能每天維持規律運動的患者，
體能往往不錯，生活能力也可以保持得很好。我有
患者在失智症確診後，仍堅持由家人陪同著去運
動，也有失智超過三年還能夠每天游泳 1000 公尺以
上，及每天連續散步十幾公里的患者。

運動

　　大部分的患者年紀都已經不小，沒辦法做很激烈的運動，但是仍然應該要每天進行基本的運動，以維持肌肉的力量跟心肺的活力。

　　失智患者做哪些運動比較有幫助？最新的研究告訴我們，有氧運動加上重量訓練，比單純有氧運動更能改善日常生活功能，而兩者都可以改善認知功能。國外的學者在比較有氧運動與重量訓練的結果，顯示不論單純有氧運動或是合併重量訓練，兩組的患者日常生活功能都有顯著的改善，而兩者之間沒有差距。

　　但是在仔細分析細項表現後，發現合併重量訓練比單純有氧運動有更好的認知表現；且腿部的肌

肉力量與走路的耐力表現也較好。因此我建議失智
症患者不應該只接受有氧運動，在運動菜單中加入
重量訓練可以更好的改善生活能力。

病人可進行的重量訓練

坐姿伸展膝蓋

　　請病人坐在椅子上膝蓋彎曲，腳底板下壓，輔
助者把手抵在小腿上，請患者抵抗輔助者的手，將
小腿往前伸。動作越慢訓練效果越好，每個循環請
至少做 10 次，每天可以做 3-5 回。

站姿側抬大腿

　　請病人站立並扶著椅子，伸直大腿與小腿，分
別往外和往後抬高。動作一樣是越慢越好，每個循
環請至少做 10 次，每天可以做 3-5 回。

站姿蹲坐椅子

將椅子放在身體後方，並由家屬在後方保護，讓患者站在椅子前方，模仿要坐下椅子的動作，膝蓋彎曲屁股往下坐，同時雙手往前伸以維持平衡，當屁股碰到椅子後再慢慢站起來，每個循環請做至少 5 次，依患者體力一天可以做 3-5 回。並由家屬在旁邊輔助。

有氧運動，我最推薦的是「快走」

加拿大英屬哥倫比亞大學的研究發現，對於輕度認知障礙的患者，每周進行兩次一小時的有氧運動，例如快走，可以明顯的讓腦中負責記憶的海馬迴體積增大，延緩失智症的惡化。如果沒辦法一次走一小時，改成每次 30 分鐘，早晚各一次的快走，就能夠提升失智患者的心肺功能，讓腦細胞得到充足的氧氣供

應，精神也會隨之變好。那麼快走到底要走多快呢？

　　只要把握住兩個原則：一是速度要快到會稍微喘，表示有訓練到心肺功能。二是走路時要流汗，表示身體的運動有產生熱量，讓四肢溫暖，且促進足夠的血液循環。

八段錦幫助維持體能，增強腦力

　　八段錦是中醫很常推薦病人做的養生氣功，由於動作簡單容易學習，也非常適合於失智病人，我也會推薦家屬常常帶著失智病人一起做。我最推薦的是前面兩式「雙手托天理三焦」和「左右開弓似射鵰」，這兩項運動動作簡單，即使是失智症病人都可以毫無阻礙的一起做。

雙手托天理三焦

◎ 坐著也可以進行不
　用站起來，腿腳不
　便，或是坐輪椅的
　患者也可以每天做。

◎ 不論是坐或站著，兩
　腳與肩同寬，雙手由
　下往上緩緩向上舉。

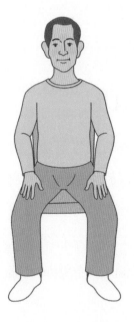

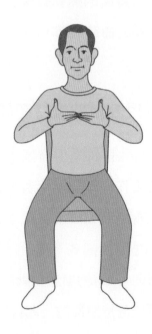

◎ 到頭頂後，雙手掌翻
向上往天空的方向推。

◎ 向身體兩側推開，畫
一個大圓後回到身體
的前方，不斷的畫出
大圓弧形。

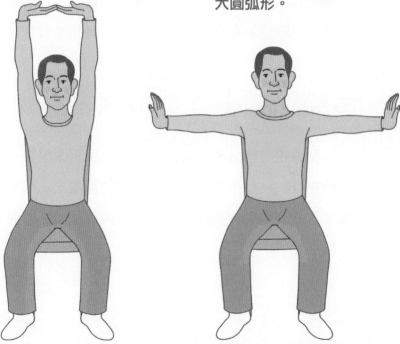

　　失智病人由於活動力下降，許多事情家人都會代勞，因此手臂活動越來越少，肩關節一旦缺乏運動，很快的就會無力甚至沾黏起來，久而久之就更無法運動，就成為所謂的「五十肩」。雙手托天再畫大圓可以讓肩關節得到很好的運動，保持手臂的靈活度。同時這個動作也會打開胸廓，讓肺部有足夠的空間可以舒展，增加肺活量與呼吸深度。

左右開弓似射鵰

　　左右開弓則是往左右兩邊伸展，做出像射箭一樣的動作，一隻手盡可能的伸直往側面推出，另一隻手則彎曲手肘往後拉，同時頭要轉向推出去的那一隻手。

　　左右兩邊交替拉弓，可以訓練背部肌肉的力量，當年紀漸長，背部的肌肉與骨骼會開始萎縮，最明顯的特徵就是開始會駝背，經常鍛鍊背部肌肉，可以矯正駝背的姿勢，維持上半身的挺直，也有助於保持後背部的血流暢通，並且避免脊椎退化

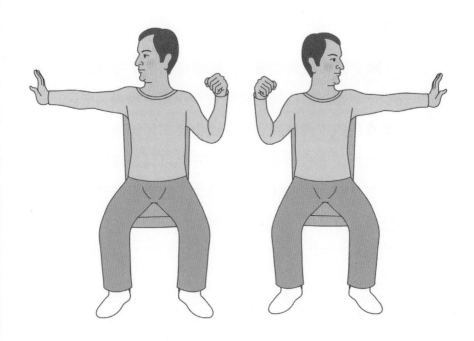

導致周邊神經病變。

　　這兩式簡單的運動方法，即使是不方便行走而坐輪椅的病人，也可以毫無阻礙的順利完成。雖然簡單，但卻有很好的效果，我會教導家屬帶著患者做時——

　　除了動嘴出聲引導外、同時也要雙手握著患者的手一起動，這樣病患同時會有聽覺、觸覺，還有雙手移動的本體感覺刺激。即使是末期的病人，也幾乎都能正確的遵循活動，一方面可以提振他的精神、二方面也能抓住他的注意力，把他從自己的混沌世界中拉回來，擺脫昏昏欲睡的狀態。

排痰

對於失智患者而言，隨著疾病越來越嚴重，引發咳嗽反射的能力也將隨之下降，再加上年紀大呼吸功能本就漸漸衰退，如果又有抽菸、肺部慢性疾病（如肺氣腫、慢性阻塞性肺病等等，咳嗽能力會更不好，也更容易累積大量的痰液在肺部、氣管和支氣管中。

如果不能藉由有效的咳嗽排除痰液，長時間累積在呼吸系統中就會變成孳生細菌的溫床，進而引發感染變成肺炎，發表在《新英格蘭醫學雜誌》的研究已經發現肺炎是末期失智患者常見的疾病與主要死因。雖然咳嗽對呼吸系統有保護作用，但若是

長時間的劇烈咳嗽，也會傷害聲帶與咽喉，甚至導致呼吸道出血，而出現咳血或是痰中帶血的症狀。劇烈的咳嗽對於胸腹腔的肌肉也會帶來很大的負擔，長時間咳嗽也會讓肌肉疼痛與乏力。

中醫師處理咳嗽的方法

　　需要注意三個問題：排痰要有效率、痰液不能黏稠不好咳，以及維持呼吸的深度與呼吸肌肉力量。

排痰要有效率

　　促進排痰的效率，主要使用化痰的中藥，中醫師手上有許多藥物對於排除痰液效果很好，常用的有栝樓仁、半夏、貝母等等，有助於深部的痰液能順暢的咳出。由這些藥物為主的方劑，有小陷胸湯等等。

　　可以增加呼吸系統中津液的中藥，幫助痰液變

稀，不容易黏附在呼吸道裡，更容易隨著咳嗽排出。包含麥門冬、天花粉、玄參等等。麥門冬湯與清燥救肺湯，則是潤痰化燥的主要方劑。

服藥外，家屬在家裡也可以讓患者多喝溫開水，或是熱湯；也可以在家中擺蒸汽機，或是趁洗澡時吸入浴室中溫暖的潮濕空氣；溫熱與潮濕，可以讓痰液更容易排除。若是長期臥床的患者，可以透過扣擊背部來促進痰液正常排除，也就是俗稱的「拍痰」。

中醫師還會使用桔梗、杏仁這類的中藥來宣降肺氣，讓呼吸更加順暢，同時對於呼吸功能不佳的患者，也會使用四君子湯（人參、甘草、茯苓、白朮）或人參等補氣方藥來增加呼吸能力。

排便

　　便秘也是常見會降低食慾的原因，便秘不只會讓失智患者的腸胃消化不良，常是莫名其妙煩躁的主因，正常人只要連續幾天不大便，也會開始覺得腸胃不太舒服，心情也會變得容易心浮氣躁，失智患者這種傾向會更明顯，一方面是難以表達，二方面是情緒本來就比較不容易控制，因此排便的問題是我臨床上非常注意的地方。

　　與排便困難同樣不好處理的是排便控制不良，有的人是吵著一直要上廁所，但是真的扶他到廁所坐了半天，又只有上一點點，但起來沒多久又吵著要上，這在中醫有一個專有名詞叫做「裡急後重」，

都是很讓照護者困擾的。

特別是不願意運動的患者，腸胃蠕動會更慢，排便更不順暢，甚至臨床上遇到一個患者，便秘嚴重到一個禮拜才上一次，或是長時間需要靠軟便劑，甚至灌腸才可以勉強排出，嚴重時還要請看護用手進去肛門挖，家人跟患者本人都非常痛苦。

近年來很風行的椰子油也有潤腸的效果，同時內含的中鏈脂肪，也可以保護腦部細胞，最常見的食用方法是拌在沙拉中，或是拌飯加點肉鬆吃也很美味。優質的椰子油也很適合拿來作甜點，可以添加椰子風味。

柿子

水果當中的柿子有很好的澀腸止瀉功效，可惜的是若有便秘的人吃了會更加嚴重，每年秋冬季節（10-12 月）柿子產季時總會有一波嚴重便秘的風潮，

一般排便正常的人吃了柿子都可能會一兩天不大便，更不用說原本就有便秘的人，連續三四天不排便也是很常見的。另一個高峰的季節約是過年期間，許多人會送柿餅當作年節的禮物，又好吃又喜氣。但往往過節大魚大肉吃得很好，又吃了柿餅便秘排不出來，往往就脹在肚子裡面非常難受。相反的，對於長時間大便稀軟的患者，柿子就有助於讓大變成形。柿子的藥性收澀，能夠幫助腸道吸收食物中的水分，讓大便容易成形。

　　在失智症邁向中後期時，有些家屬會抱怨患者容易忘記要擦屁股，常常大便完直接褲子拉起來就走了，嚴重時甚至連大便都沒感覺，直接拉在褲子裡面。這種情況特別是在排便比較稀軟的病人身上比較明顯，因為大便稀軟所以身體感覺並不明顯，如果家人忘記提醒常常就會發生忘記擦屁股或是拉在褲子裡的情形，這時適當的在飲食中加入新鮮柿

子或柿乾，有助於改善排便情形。

　　柿子也有抑制打嗝的效果，對於吃飽飯後容易打嗝的患者，在飯後吃點柿子也會有幫助。

水分、纖維多的水果，是順暢排便好幫手

　　相反的，水梨和西瓜等水分含量豐富，纖維又多的水果就是順暢排便很好的幫手，當作飯後水果吃個幾片就有助排便的效果。香蕉也能夠潤腸幫助排便，特別是有便意會想上廁所，但是大便很硬，如羊大便一樣又小又乾硬的患者特別適合，而且味道甜美好入口，患者的接受度也很高；但若是本來就容易腹瀉、或是一想上廁所就很急迫，一分鐘都等不得的患者，就要減少攝取的量。

尿失禁

　　隨著失智症進入中期，患者不論是大便或小便都容易出現問題，小便容易失禁或漏尿、大便有的是便秘有人是腹瀉，嚴重一點甚至會隨地大小便，或是灑得到處都是。處理排便問題幾乎是最讓家屬困擾的事情。

　　但這些問題往往其來有自，透過家屬跟醫師攜手合作，找出問題的癥結、想出對應方法，失智患者的大小便問題常常是可以處理的。小便失禁或漏尿在失智症患者很常見，主要是腦部退化後對小便的控制力不好，想上廁所的感覺也比較遲鈍，常常一感覺到就已經來不及了。

　　解決之道就是定期去上廁所，大約每兩到三個小時固定上一次，特別是出門在外，我都會叮囑坐捷運到站，有機會就先上廁所；若是開車出遠門，也是見到休息站就先去上。

　　雖然一直上廁所好像很麻煩，但是跟失禁後的清理工作比起來還是比較輕鬆。已經出現小便失禁的患者大多沒辦法自己主動規律地去上廁所，需要依靠身邊的照護者多協助。

　　許多家屬都害怕給患者喝太多水，會讓他們一直上廁所，而容易小便失禁。其實都不喝水更容易小便失禁。少喝水雖然尿量減少，但是缺水的狀態會讓大腦更難控制小便，因此反而容易滲尿。

　　建議喝水法是：早上盡量多喝些，中午前喝
700-1000cc 的水，一整天至少要 2000cc，白天多喝
睡前就可以減少飲水量，避免半夜尿床或來不及去
上廁所。大部分的失智患者都是老人，小便排除不
順也有可能是攝護腺與膀胱的問題，建議可以帶長
輩去泌尿科做詳細的檢查，把膀胱與攝護腺的問題
處理好，小便失禁常常就能減少許多。

　　對於尿失禁的患者，我會在中藥中加入覆盆子
來增強效果。覆盆子的性味甘、酸、微溫，有補益
肝腎，收澀小便的效果。對於失智患者的遺尿跟頻
尿很有幫助，拜現代冷藏貨運的技術所賜，近幾年
大賣場也可以買到新鮮的覆盆子，我也會建議失智
症病人家屬，讓患者當作飯後甜點食用，可增加食
材豐富度，也能幫助減少小便失禁的問題。

旅行

　　每個人都會想要四處去散散心、出去風景區或國外走走，但是失智症患者常常因為生活能力減弱，或是有妄想、幻覺、四處漫遊等症狀，沒辦法順利去旅行。連帶的家屬和照護者也被關在身邊，錯失許多旅行的機會。其實只要做好充足的準備，與失智患者一同旅行並不是不可能的。

失智病人旅行要做的準備

　　帶失智患者出門旅遊會比自己旅行更耗費心力，盡量尋求同行親友的幫忙，每個人分擔一點，才可以享受旅程也不會累壞自己。為了讓旅遊順

利，在出發前可以先準備好下列物品，才不會出國臨時要用手忙腳亂。

備藥

在出發前事先與主治醫師討論，除了平常固定服用的藥物需要多準備一些外，應付突發的焦慮、激動、緊張、妄想發作……的藥物，也應該事先預備。

熟悉的物品

失智患者的不安與焦躁，在陌生的環境最常發生，因此要時常提醒他目前正在旅行，準備他喜歡吃的點心、常看的書或慣用的物品，有助於讓患者保持冷靜愉快的心情。

病況的清單

最好多申請幾份病歷摘要，連同健保卡、主治醫師的聯絡方式、藥品清單一起帶在身上，同時準備一份外文病歷讓病患隨身攜帶。

額外的衣服

在隨身攜帶的包包可以多放一套換洗衣物，如果患者有大小便困難的情形，最好多準備成人尿布與濕紙巾以備不時之需。

身心評估

請醫生在出發前，評估病人身體與情緒狀況是否可以出國？有沒有急性的病況需要處理？旅遊可能會遇到哪些問題？

人員的協助

現在捷運、高鐵、國際機場都可以申請相關工

作人員協助，盡量利用，能夠減少很多旅行時的麻煩，出國旅行時甚至有較快通關、較早登機等禮遇。

親近家屬隨行

最好多找幾位患者熟悉的家屬，安排家族旅行。隨時保持患者熟悉的人在身邊，讓他不會因為一個人孤單而感到害怕。

身分的識別

失智症患者容易四處漫遊和迷路，特別是在不熟悉的環境更容易發生，一定要讓患者在身上多帶一份備用的護照與醫療資料，也應該隨時都要有家屬陪在患者身邊。

行程安排

時間盡量充裕，行程盡量不要安排太緊，在每

個景點可以多停留一點時間，並且最好安排足夠的
休息時間。也建議盡量安排之前去過的地方，一來
路線比較熟悉、二來該去的地方都去過了，行程安
排就不會有壓力。

維持日常規律

按照失智患者日常的規律安排吃飯、運動、洗
澡、睡覺的時間，失智症患者容易有日夜顛倒或時
間錯亂情形，維持作息能夠減少發生的機會。

居家擺設

　　失智症患者需要的居住空間跟一般常人不太一樣，譬如：失智患者對物品的辨識度會減低，同樣色系同樣亮度的東西常常搞混，例如廁所就是很常發生的地方。台灣許多家庭的廁所壁磚、地磚、洗手台、馬桶都是接近的色系，一般人使用當然沒問題，但是這樣的環境看在失智患者的眼中，卻是非常模糊、難以分辨，因此常常出現亂尿尿或大便在錯誤的地方，或是進到廁所後就愣在當場，找不到馬桶在哪裡，或是錯把浴缸當馬桶。

　　面對這種患者，我都會建議家屬：

浴室做一點小裝飾，例如在馬桶蓋子上加個顏色明顯的套子，或是貼個大大的「馬桶」兩個字，讓失智患者可以清楚的識別。

浴室的兩大隱形殺手，門檻和玻璃門

　　為了預防浴室裡的水往外流，大部分的家庭都會在門口做擋水的門檻，平常我們很習慣自然跨過，幾乎不會注意到它的存在，但是對失智患者來說門檻有時是很難跨越的障礙，因為對環境的辨識力不好，常常一不小心就踢到，甚至被絆倒。

　　門檻的問題也可以透過增加辨識度解決，只要在上面貼上顏色明顯或是有反光效果的貼紙，就能

夠讓患者更容易順利跨過門檻。玻璃門也可做同樣的處理。

現在許多家庭都安裝乾濕分離的浴室，既可以保持清潔，也避免上廁所時滑倒，但是隔開兩邊的透明門往往會讓失智患者困惑，甚至沒看到而一頭撞上。

我常建議家屬，如果患者看不清楚門的位置，可以在門上或門把上掛一些小吊飾，或是貼幾張防水又有圖案的貼紙，讓患者可以辨認那個空間裡有東西。減少撞到或不知道怎麼開門的窘境。

足夠與適當的照明

特別是在上廁所、洗澡時，如果光照不足病人很容易跌倒，最好選擇有足夠浴室與廁所光照充足的旅館；相反的睡覺的時候燈光要夠暗，才不會干

擾睡眠，減少失眠與作夢的情形。

　　錯認東西也常讓家人無奈，譬如很多患者會有反覆打開衣櫃和抽屜，把東西一件件拿出來再放回去的症狀，甚至連好好放回去都無法做到，弄得家裡一團亂而且每天重複好幾次，照顧的人光是收拾善後，就會弄得筋疲力盡。這時可以善用辨識力不好的症狀，把櫥櫃和門把漆成跟牆壁一樣的顏色，病人就比較辨認不出來兩者的差別，有時候就可以減少開關關衣櫃的問題。辨識力不足是失智邁入中期很常見的困擾，除了接受治療之外，運用生活中的智慧，改變環境中物品的顏色對比，常常家屬發揮的巧思更貼合病患的需要。

防止跌倒

　　對家有病人來說，打造安全環境之外，防止跌倒是非常重要的事情，一旦跌倒骨折需要臥床，很

多功能會快速的退化。建議家中樓梯要盡量加裝扶
手，浴室要有防滑地墊，照明要盡可能清楚且不要
有死角，浴室可以用感應燈，這樣半夜起來上廁所
就不需要摸索著開燈。

第七章

失智病人照護者的
自我調適

照顧患者也要顧好自己

　　在 2010 年美國刊登《老年醫學》的一篇研究發現：配偶是失智症患者的人，本身發生失智症的風險率，為配偶不是失智症者的 6 倍。作者推論最主要的原因，是長期照顧失智症患者的慢性壓力，可能導致海馬迴萎縮，而出現失智症。

　　避免照顧壓力壓垮自己，最重要的訣竅就是要保有自己的生活，許多家屬覺得這實在是不可能的任務，每天光是照顧患者就已經精疲力竭了，怎麼有可能再有餘力保持自己的生活？保有自己的生活

不是指丟棄照護的責任，而是要從當中抽出屬於自
己的時間。

例如每天抽出一個小時的時間，看自己喜歡的
連續劇、聽喜歡的音樂，或是翻翻雜誌，打電話跟
朋友聊聊天，上臉書或 line 刷一下好友的動態都好，
只要讓自己抽離出照顧的環境當中，把注意力轉到
自己可以放鬆的事情上面。時間可以選擇患者午
睡，或是在看電視時，只要是患者安全無虞，可以
讓你暫時抽身的時間都可以。

有健康的照顧者才有好的照顧品質

很多照護者都非常有責任心，努力的把所有照
顧的工作都扛下來，雖然其他的親戚也想要幫忙，
但總是不放心。當然長時間的貼身照顧培養的默
契，以及對患者的理解是沒有任何人可以取代的，

其他人都沒有自己照顧得好是理所當然的，但適度的放下照顧的工作，不是放棄照顧的責任，而是讓自己有再堅持下去的動力。否則一個人堅持撐著，一旦你倒下來了，其他家屬更不知道要怎麼辦，永遠要記住，健康的照顧者才有好的照顧品質。

　　如果身邊的親友願意，可以先試著請他幫忙照顧一個下午，看要請他來家裡，或是帶患者去拜訪，順便留一個下午。提前幾天跟患者預告，哪個親戚禮拜幾下午會來看你，跟他一起討論有什麼事情想一起做的？也可以事先將需要注意的事情寫下來，準備好患者喜歡的點心或電視節目，並事先告訴來接手的親友患者的喜好，萬一有突發狀況要怎麼處理。

　　一個下午看似沒多久，但其實只要這段時間可以從照顧的重擔中解脫，去逛逛街，吃個下午茶，看個電影，做 SPA 或是腳底按摩，甚至只是單純找

個地方放空自己。因為當天天每分每秒都纏繞在心頭的壓力解除了，長久緊繃的身體得到舒緩，照護者會發現自己的活力恢復很多。

如果找不到親友幫忙，現在有越來越多的地方長照中心有提供「喘息服務」，只要是失智症嚴重到失去生活自理能力的患者，家屬都可以申請。有的地方是服務員會到家裡來，有的則是可以送到家附近的安養中心。喘息服務可以給家屬短暫的休息時間，可以喘口氣再出發，因此稱之為「喘息服務」。

因為失智症的患者越來越多，各地也開始有照護家屬集合而成的團體，定期會舉辦各種活動。有增進照護知識的講座課程，分享心路歷程的團體活動等，在其中可以認識其他一樣是照護者的伙伴，彼此扶持，一起度過辛苦的每一天，也是一種經驗的交流。

中醫開給「照護者」的處方

有些時候，即使照護者怎麼樣努力讓自己放鬆或轉移注意力，還是敵不過龐大的照護壓力，如果出現難以自我控制的壞脾氣、連續多天的失眠、情緒低落甚至不由自主地哭泣等狀況，就需要醫師積極的治療介入。

失智患者和照護者一起接受中醫治療

常見的症狀有睡眠困難，包含難以入眠、早醒或是多夢、緊張不安、容易動怒、心情低落，甚至有自殺的想法。臨床發現，越是用心照顧的家屬，常常上述的症狀越加嚴重。常常忙碌了一整天，明

明疲累至極，躺在床上卻一點睡意都沒有，翻來覆去好不容易睡著了，卻總是不到幾個小時又驚醒，反覆查看患者有沒有睡得安穩。

中醫有一個專有的詞彙「虛勞虛煩不得眠」，就是描述這種過度疲勞後反而睡不著的情形，每個人腦中都內建有日夜的作息規律，白天辛勤工作、晚上則安然入眠，若是因為壓力跟情緒干擾了這層規律，會導致大腦陷入混亂。

酸棗仁湯

中醫會使用著名的方劑「酸棗仁湯」來治療，酸棗仁湯是以酸棗仁這味藥為主，所發展出來的方劑。酸棗仁是中醫很常用的安眠中藥，具有補養心血、寧心安神的效果，動物試驗中也表現出良好的鎮靜與催眠作用；為了緩解這類患者常見心煩發熱情形，方中再加入清熱除煩的知母，以及舒暢鬱結

的川芎。最後再配上茯苓和甘草兩個補養脾胃的藥物。酸棗仁湯能夠清內熱而除虛煩，特別適用於失眠同時伴隨有煩躁、發熱、口乾舌燥等症狀的人。

放下對過往的執念，接受全新的親人

許多家屬會抱怨：「得到失智後好像變了一個人，過去的好好先生，突然變得固執難以溝通。」恩愛數十年的丈夫突然堅定的認為妻子有外遇，到處跟進跟出看到每個男人都覺得跟妻子有一腿。

不只失智症的患者認不得家人，有時候家人也覺得好像不認識患者，其實個性改變是失智症很常出現的症狀，一方面是隨著腦部功能退化，形成個人特質，與思考行事能力的逐漸退化、消失。二是雖然思考與記憶的功能下降，腦袋卻仍然拚命的想要把眼前所見，與支離破碎的記憶串連在一起，所以病人變得愛編故事，而且堅定的相信自己的故事

才是最合理的，因為他的腦袋中只剩下這個解釋。

　　家屬面對失智症的第一課，是學習如何放下過往那個熟悉的人，接受身心生了病的家人。我常會勸家屬轉個念頭，把失智當作病人另一個人生階段的開始，在這個階段中病人跟家屬，都需要重新去規劃自己的生活，適應失智症帶來的整個生活節奏的轉變。

　　每一個失智患者的症狀都不同，有人情緒變化很大、有人只是每天坐在角落面無表情，有的人還是每天侃侃而談，有人一天講不到兩句話，有人腦袋中充滿著幻覺，有人整天只吵著想回到以前的家……許多家屬或患者本人會問我：「為什麼這個症狀別人卻沒有？」

　　大腦是個由多個不同功能的區域組成的複雜系統，有的負責控制情緒、有的負責辨識位置、有的掌控時間感、有的負責理解別人的話。這些區域彼此整合後，才形成我們的心智，失智症侵襲導致出問題的區域，每個人都不盡相同，因而產生了各種不同的症狀。

　　家屬常常困惑、不平，為什麼患者老是把所有的問題都怪罪到他身上，老是說不見的東西是他偷的、煮壞的東西是他弄的，甚至把以前的舊帳翻出來，二十年前害誰跟誰吵架的事情，也是眼前的照顧者在使壞。

　　事實上是因為我們大腦「解釋因果」的功能在發揮作用，大腦被設計成不斷尋找因果關係，看到書桌上的東西位置改變了一定是有人整理過、出門才發現皮包不見一定是剛剛太匆忙忘在家裡了，大腦每天不斷地為搜集到的資訊建立因果關係，讓我

們的生活變得合理。

　　但是大腦只能依據收集到的資訊和過去的經驗
做判斷，因此當失智症讓大腦找不到過去的記憶，
或是限縮搜集到的資訊，就會產生各種奇怪的因果
邏輯。

　　譬如說，一般人發現某個東西不見了，一定會
下意識地先想：「上次我放哪去了？」或是「會不會
忘在剛去過的地方？」開始把可能放的地方一個一
個找過，如果還是沒有就會想其他的方法，例如手
機不見了就先借其他人的手機來打，看看能不能用
鈴聲找到手機位置，皮包不見了就會先問昨天跟你
一起出門的家人，記不記得最後看到你的皮包是放
在哪裡？會用各種方式盡可能獲得更多的蛛絲馬跡
資訊。

　　但對於失智症患者來講，腦袋可能只能抓到幾
個片段資訊：我的東西不見了、那個東西很重要、

眼前有個人⋯⋯因此大腦就用這些有限的資訊，盡可能去湊出一個因果關係，那當然就只剩下──眼前的這個人，拿走了。一旦大腦相信這個想當然耳，後面就會有各種情緒反應出現，生氣、恐懼、焦慮、破口大罵等等不斷出現，毫不保留的傾洩出來。這個時候再嘗試跟病人講道理、解釋，都是沒有用的，他的腦袋已經「完成」因果推論，而且得到一個深信不疑的結論，失智症患者就會沿著這條路一直走下去。

　　雖然失智症患者記憶力與思考能力都會不斷退化，但是人際交往能力，往往會維持得比較好。因此，患者可以把許多的問題隱藏得很好，特別是看到親戚朋友而開心時往往表現得很正常，讓親友覺得退化程度沒有照護者講得那麼嚴重。其實失智症已經在漸漸侵蝕他的大腦，一旦症狀惡化到無法掩飾，就會急遽變壞得讓你措手不及。

失智症除了一般民眾比較熟悉的記憶力減退之外，理解能力也會不好，還會出現日夜顛倒、神智錯亂、被害妄想等症狀。患者可能會打電話給你抱怨照顧者偷他東西，不給他東西吃等等。或是做出一些令你難堪的舉動，包括在公共場合大小便，大聲尖叫有人要打他之類的。大家一定要知道，這些症狀都是疾病所造成的，不是針對你或是誰，不用因此自責，也不要責怪家人，該做的是——好好了解失智症各種症狀，並且學習處理的方法；即便是不在身邊無法隨侍左右的家人。

保持連繫

即使患者已經失智，他還是可以感覺到家人的關愛，常常與他聯絡，可以讓患者持續維持人際關係。不用做到每個禮拜都跑回去見面，也不是要做到晨昏定省，簡單打通電話，問聲好，聊幾句，如

果用手機沒問題的話，傳些簡訊或圖片，或請身邊的家人協助，打開視訊或 line，重點是讓患者可以常常接觸自己熟悉、親愛的家人。

了解失智

　　有很多的網路資料和影片可以幫助了解這個疾病，每年也有定期專門開給照護家屬的課程，越了解失智症，能幫上忙的地方就越多。

　　親友間如果能夠相互支援，撥出半天的時間，接手照顧的工作，讓每天照顧的人可以去好好吃個飯、睡個覺、出門走走、看場電影、休息一下，對照顧者而言是幫了很大的忙，在接手之前一定要做好交接工作，知道平常患者的作息如何，心情不好要怎麼安撫，怎麼處理突發狀況。

絕不批評

不是天天親力親為的在照顧病人，你所能做、最好的事，就是「支持」照顧他的人！關於怎麼照顧、要接受什麼治療、要不要去安養中心或日間照護等問題，每個人都有自己的想法。但是請記得把最後的決定權留給患者自己跟最貼身照顧他的家人。

社福資源

政府提供許多相關的照護福利，例如喘息服務、防走失手鍊、日間照護……對於許多的費用也有補助或減免。但這些優惠的申請條件跟方式，都會因設籍地區、疾病嚴重度而有差異，若能幫忙整理這些資訊，甚至幫忙跑一些申請程序，會有非常大的幫助。

失智後一樣可以有社交生活

　　許多家屬不太願意讓失智症患者參加親戚間的活動，一方面是怕病人表現不得體會傷了大家的感情，二方面也是怕病人認不得親友、叫不出稱呼或名字，會讓失智患者覺得尷尬。

　　其實建議家屬，多帶病人參加活動，失智症有個奇妙的特性：越是久不見面的親友，反而會感覺病人沒有家人描述的那麼嚴重。因為失智症雖然會逐步侵蝕大腦功能，但是社交能力通常還能保存一些，包含傾聽、理解肢體動作，感受現場的氣氛並做出回應。

　　常見到失智症患者彼此間在聊天，雖然都沒辦法完全理解對方在講什麼、甚至雞同鴨講，但還是可以聊得很愉快，因為渴望聊天的心不會隨著疾病消失，維持一段對話的基本傾聽與抓住節奏回應，也還能維持住，對話不會中斷就可以持續進行下去。

　　就算家人住得遠沒辦法常見到面，打電話也是很好的方法，也不需要講很複雜的事情或聊很久，簡單的主動說我是誰、熱情的問好就可以了，最重要的是讓患者知道你關心他，願意跟他聊天。即使患者沒辦法仔細的了解講話內容，也能大略從講話的語氣中了解你對他的關心。

　　我也建議家屬可以多使用臉書跟 line 等軟體，當然失智症患者不可能看複雜的內容或是玩困難的遊戲，但這些社交軟體都有很好的照片分享功能，可以把以前的照片跟親戚朋友新拍的照片放上去，跟失智長輩一起看並且回想以前的記憶，常常會發

現意料之外的收穫，對於人像的記憶常常又會突然出現。

臉書上有慶祝生日的功能，line 上面也會常發送一些節慶的簡訊，或是好玩的圖片，都可以多加利用來創造豐富多元的環境刺激。

例如臉書上生日慶祝活動，有親友按讚或者是留言祝福，家屬就可以點開臉書，帶著患者一起複習，哪個親戚祝你生日快樂喔，誰誰誰的小孩結婚囉，看婚禮的照片多喜氣……如果有患者自己參加活動的照片，可以指給他看，其實妥善的利用現在的科技，可以幫助病人好好的「活在當下」，也就是增進醫師所謂的「定向感」。

後記

失智也需要同溫層

同溫層，指的是一群想法跟觀念都很像的人聚在一起，以「臉書」來說，會自動分析你常點讚或分享的內容，把跟你相同喜好人的動態放到前面，因此臉書上常出現的朋友會越來越固定，同溫層就是這樣產生。同溫層會讓我們產生安全感和認同感：

　　原來有人的想法跟我一樣，我不是孤獨的，而這種被理解的感覺是失智症患者特別需要的。因為失智不僅是記憶力衰退，連表達理解的能力都會下降，常會沉浸在過去的回憶中。我有位患者已經快九十歲了，現在最清楚的回憶是二次大戰美軍空襲

台北的恐懼；但是身邊照顧他的人已經完全無法理
解「戰爭隨時會丟掉性命的擔憂心情」，只有在跟同
輩的老人聊天時才能一同回想當時的恐怖氛圍。

　　怎麼樣幫他們建立同溫層，讓他們有歸屬的感
覺就變得非常重要，這也就是回憶療法的重點。幸
好現代科技可以幫我們很多，老歌、老照片、老電
影，現在都已經數位化，甚至上 YouTube 就可以找
到，住在遠方的親友也不用舟車勞頓，用手機就可
以直接對話，簡單設定便可看到影像，只要有心，
當同溫層，一點都不難！

國家圖書館出版品預行編目（CIP）資料

中醫師看診失智症／林舜穀.-- 初版. -- 臺北市：
大塊文化, 2018.06
　面； 　公分.--（Care ; 58）
ISBN 978-986-213-892-2（平裝）
1.失智症　2.中醫治療學　3.保健常識
413.342　　　　　　　　　　　107006919

CARE
Good Care ,
Good Living

CARE

Good Care ,
Good Living